Gerhard Leibold

Sanfte Hilfen für die Seele

Homöopathische Therapien bei Angst, Depression und anderen psychischen Störungen

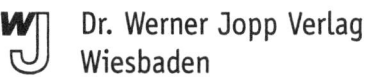
Dr. Werner Jopp Verlag
Wiesbaden

Die Deutsche Bibliothek – CIP-Einheitsaufnahme

Leibold, Gerhard
Sanfte Hilfen für die Seele: homöopathische Therapien bei Angst, Depression und anderen psychischen Störungen / Gerhard Leibold. – Wiesbaden: Jopp, 1993
ISBN 3-926955-48-1

© 1993, Dr. Werner Jopp Verlag, Danziger Straße 58, 65191 Wiesbaden

Umschlaggestaltung: Kreativ Design Gerd Aumann, Wiesbaden
Satz: FS-Fotosatz GmbH Manfred Zeisler, Wiesbaden
Druck- und Bindearbeiten: Druckerei & Verlag Steinmeier, Nördlingen
Printed in Germany
ISBN 3-926955-48-1

D – E

Inhaltsverzeichnis

Vorwort

Trauer und Sorgen, Konflikte und Krisen gehören zum menschlichen Leben. Sie sind sogar nützlich für die Entwicklung und Reifung der Persönlichkeit. Trotzdem läßt sich bis in die Antike zurückverfolgen, daß die Menschen durch Drogen und berauschende Getränke vor solchen belastenden Erfahrungen in „künstliche Paradiese" zu fliehen versuchten.

Auch heute werden Alkohol und Drogen häufig als „Lebenskrücken" mißbraucht. Daneben nimmt die Zahl jener erschreckend zu, die ohne Psychopharmaka nicht mehr auskommen. Rund 600.000 Menschen sind allein bei uns bereits von diesen „Glückspillen" abhängig, in den anderen westlichen Industrienationen sieht es ähnlich aus. Die Tendenz zeigt weiter nach oben. Deshalb geraten die chemischen Psychopharmaka in letzter Zeit zunehmend ins Kreuzfeuer der Kritik.

Aber so „schlecht", wie sie oft dargestellt werden, sind diese Arzneimittel im Grunde nicht. Sie können ein Segen für Menschen sein, die aus einer akuten psychischen Krise nicht mehr aus eigener Kraft herausfinden, und sie ersparen vielen psychotisch Kranken die dauernde Verwahrung in einer psychiatrischen Anstalt. Die sachliche Kritik richtet sich denn auch nicht generell gegen die Psychopharmaka, sondern gegen die unsachgemäße Verordnung – und damit gegen die Ärzte, die solche Medikamente zum Teil immer noch vorschnell und zu lang verschreiben.

Außerdem erhebt sich die Frage, ob man bei psychischen Problemen gleich chemische Psychopharmaka anwenden muß, wenn den Betroffenen anders nicht zu helfen ist. Auch die sanfte Homöopathie kennt genügend Wirkstoffe, die das Seelenleben beeinflussen, ohne daß man dafür erhebliche Nebenwirkungen in Kauf nehmen muß oder gar süchtig wird.

Ähnlich wie die chemischen Medikamente greifen auch die homöopathischen in die biochemischen Vorgänge ein, die dem Seelenleben wahrscheinlich zugrunde liegen. Aber sie verändern die Biochemie nicht so massiv, unterdrücken nicht nur Symptome, die nach dem Absetzen des Medikaments zurückkehren. In erster Linie stellen die homöopathischen Mittel eine Art „feinstofflicher Information" dar, nach der sich die Biochemie der Psyche selbst regulieren kann. Das bedeutet nicht nur Linderung von Beschwerden, sondern kann zur dauerhaften Heilung der biochemischen Störungen führen, die psychische Probleme oft (immer?) hervorrufen.

Natürlich können Psychopharmaka, gleich ob chemisch oder homöopathisch, nichts an den äußeren Krankheitsfaktoren ändern, die heute oft in dem tiefgreifenden Wandel unserer sozialen Lebensbedingungen zu suchen sind. Aber während die chemischen Psychopharmaka die seelisch Kranken einfach an die ungünstigen Lebensumstände anpassen, damit sie wieder gut „funktionieren", erhöhen die homöopathischen Mittel die Widerstandskräfte dagegen, so daß man leichter den individuell richtigen Ausweg aus Krisen und Konflikten findet.

Das und die ausgezeichnete Verträglichkeit sind ein entscheidender Vorteil der homöopathischen Behandlung des Seelenlebens, die nach diesem Buch teilweise auch zur Selbsthilfe in Frage kommt.

Die Seele – alles Chemie?

Psyche

Das Seelenleben beruht wahrscheinlich auf komplexen biochemischen Vorgängen

Im Alltag spricht man ganz selbstverständlich von der Seele – und jeder weiß irgendwie, was damit gemeint ist. Fachleute gehen mit dem Begriff *Psyche* sehr viel vorsichtiger um; denn im Grunde kann niemand genau definieren, was man sich darunter vorzustellen hat. Alle Erklärungen dazu erfassen nur einzelne Aspekte des Seelenlebens, aber nie die Seele als Ganzheit mit ihren Wechselbeziehungen zum Körper.

Immerhin scheint heute eines immer offenkundiger zu werden: Das Seelenleben beruht wahrscheinlich auf komplexen biochemischen Vorgängen, von denen man erst wenig weiß. Deshalb ist es überhaupt erst möglich, durch Arzneimittel Einfluß auf psychische Vorgänge zu nehmen.

Vorstellungen vom Seelenleben

Schichtmodell der griechischen Philosophie

Die Frage nach der „Natur" der Psyche bewegte die Menschen schon im Altertum. Priester, Ärzte und Philosophen entwickelten dazu die unterschiedlichsten Vorstellungen, die meist von Aberglaube und Religiosität durchsetzt waren. Lediglich das Schichtmodell der antiken griechischen Philosophie fand auch Eingang in die moderne Psychologie, weil es sich mit den Erkenntnissen der Gehirnforschung und Entwicklungspsychologie vereinbaren läßt. Danach besteht das Seelenleben aus den

folgenden 3 Schichten, die miteinander in enger Wechselbeziehung stehen:

Vitalschicht
● *Vitalschicht,* die älteste Schicht der Psyche, aus der
Triebe, Instinkte und Lebensenergie (Vitalität) stammen, also alles, was den Menschen antreibt und der
Erhaltung des Lebens dient. Die Zentren dieser
mächtigen Schicht, die uns teilweise unbewußt stark
beeinflußt, befinden sich im Stammhirn, dem ent-
wicklungsgeschichtlich ältesten Teil des Gehirns, den
wir mit den Tieren gemeinsam haben. In der ersten
Phase des Lebens überwiegt diese Schicht, der Säug-
ling folgt hauptsächlich den daraus stammenden
Grundbedürfnissen.

Gefühlsschicht
● *Gefühlsschicht,* die gemeinsam mit der Vitalschicht
maßgeblich die Antriebe, Bedürfnisse und Ziele eines
Menschen bestimmt. Von ihr hängen die Lebens-
grundstimmung und das Gefühlsleben ab, das großen
Einfluß auf das gesamte Verhalten nimmt. Im Gehirn
wird diese Schicht vor allem vom limbischen System
repräsentiert, das dem Stammhirn übergeordnet ist.

Ichschicht
● *Ich-(Person-, Geist-)schicht,* die entwicklungsge-
schichtlich jüngste Schicht der Psyche, der vor allem
die beiden Großhirnhalbkugeln entsprechen und die
mit dem Bewußtsein gleichgesetzt werden kann. Ihre
Entwicklung kommt ungefähr im 3. Lebensjahr mit
dem Trotzalter in Gang, wenn das Kleinkind sein Ich-
Bewußtsein auszubilden beginnt, und setzt sich das
ganze weitere Leben bis ins hohe Alter fort. Aus
dieser Schicht stammen vor allem Denken und Wollen, die bis zu einem gewissen Grad die psychische
Energie aus der Vital- und Gefühlsschicht kontrollieren und lenken.

Die einzelnen psychischen Vorgänge, die aus diesen 3
Schichten stammen, teilt man in 2 große Gruppen auf:

Seelische Kräfte
und Antriebe
● *Seelische Kräfte und Antriebe,* die Bedürfnisse erzeu-
gen und Ziele setzen; sie stammen aus allen 3
Schichten des Seelenlebens und bestehen aus Trieben,
Gefühlen und Willen.

11

● *Seelische Funktionen*, die im Dienst der Antriebe und Kräfte stehen und dazu beitragen, daß Bedürfnisse befriedigt und Ziele verwirklicht werden; dazu gehören die Wahrnehmungen, mit denen wir uns in der Welt orientieren, das Denken und nicht zuletzt das Gedächtnis als Speicher von Lerninhalten und Erfahrungen.

Die Eigenarten einer Persönlichkeit, ihres Verhaltens, Strebens und Handelns ergeben sich aus dem individuell unterschiedlichen Einfluß, den die einzelnen Schichten des Seelenlebens auf die Lebensgestaltung nehmen. Im

Idealfall gelingt es, die zum Teil widersprüchlichen Forderungen aus den 3 Schichten miteinander in Einklang zu bringen; dann wirkt die Persönlichkeit in sich harmonisch und ausgeglichen. Wenn eine oder 2 Schichten die Oberhand gewinnen, erscheint der Mensch vielleicht triebhaft, gefühls- oder verstandesbetont, in jedem Fall aber unharmonisch, weil er nicht mit allen Schichten seines Seelenlebens in Einklang lebt.

Dieses Schichtmodell der menschlichen Seele bleibt freilich unbefriedigend, denn es erfaßt die Psyche als Ganzheit nur unvollständig. Aber auch anderen Vorstel-

lungen vom Seelenleben gelingt das nicht zufriedenstellend. Vielleicht ist der Mensch überhaupt nicht in der Lage, sich selbst genau zu verstehen?

Kompliziert wird das Verständnis der menschlichen Psyche noch durch jenen Bereich, zu dem wir normaler-

weise bewußt keinen Zugang haben – das *Unbewußte*. Es wurde von dem Wiener Nervenarzt Sigmund Freud (1856 – 1939) erstmals theoretisch beschrieben. Seine Vorstellungen werden heute aber nicht mehr von allen „Schulen" der Psychologie anerkannt.

> Grob vereinfachend kann man das Unbewußte als den Teil des Seelenlebens definieren, aus dem die Triebe, Instinkte und ein Teil der Gefühle stammen und in dem die Erfahrungen des Lebens gesammelt werden.

Von entscheidender Bedeutung ist das Unbewußte meist bei seelischen Krankheiten

Im Wachzustand sind uns alle diese Inhalte des Unbewußten nicht zugänglich. Sie kommen bei seelisch Gesunden vor allem in den Träumen, aber auch in spontanen Einfällen und Intuitionen zum Ausdruck. Von entscheidender Bedeutung ist das Unbewußte meist bei seelischen Krankheiten; denn alle die unangenehmen, peinlichen und schmerzlichen Erfahrungen, die dorthin verdrängt wurden, verlieren nicht ihren Einfluß auf das bewußte Leben. Unmerklich und in verschleierter Form stören sie das Fühlen, Denken, Verhalten und Handeln oft erheblich, führen also zu Symptomen einer seelischen Krankheit. Da man diese Einflüsse bewußt nicht erkennt, ist man ihnen hilflos ausgeliefert, bis sie entweder spontan wieder bewußt werden oder im Rahmen der Psychotherapie bewußt gemacht und endgültig verarbeitet werden können. Erst danach verlieren sie ihre störende Wirkung, und die psychischen Symptome verschwinden.

Viele Fragen bleiben offen

Dieser kurze Abriß der Vorstellungen vom Seelenleben läßt viele Fragen offen. Sie können heute noch nicht schlüssig beantwortet werden. Aber vor allem von der modernen Gehirnforschung, die sich mit den biochemischen Grundlagen der Psyche befaßt, darf man in absehbarer Zeit wohl weitere Erklärungen erwarten, die ein besseres Verständnis psychischer Vorgänge erlauben.

Körper und Seele als Funktionseinheit

Die Frage, ob Körper und Seele als getrennte Bereiche anzusehen sind oder eine Einheit bilden, wurde lange Zeit nicht weiter untersucht. In der antiken Medizin ging man ganz selbstverständlich davon aus, daß sie in enger Wechselbeziehung miteinander stehen.

René Descartes

Erst an der Schwelle zur Neuzeit stellte der französische Philosoph René Descartes (1596 – 1650) die These auf, daß die Materie eine eigene Welt darstellt, die mechanischen Gesetzen folgt und keine psychischen Kräfte braucht. In seiner „Lehre von den 2 Substanzen" trennt er deshalb den Körper säuberlich vom seelisch-geistigen Bereich.

Dieses Dogma galt jahrhundertelang als eines der Fundamente der modernen Naturwissenschaften. Erst die psychosomatische Medizin, die vor ungefähr 50 Jahren begründet wurde, stellte diese Trennung von Körper und Seele wieder in Frage. Im Lauf der Zeit sammelte sie immer mehr Beweise dafür, daß Körper und Seelenleben eine Funktionseinheit bilden und psychische Einflüsse sogar zu körperlichen Krankheiten führen. Aber so recht durchsetzen konnte sie sich lange Zeit nicht; denn ihre Forschungsergebnisse entsprachen nicht immer den strengen Kriterien der exakten Naturwissenschaften. Oftmals beruhten sie auf bloßer Beobachtung und praktischer Erfahrung.

Daß Körper und Seele tatsächlich untrennbar miteinander verbunden sind, und wie dieses enge Zusammenspiel funktioniert, ist erst seit wenigen Jahren genauer bekannt. Maßgeblichen Anteil daran haben neben der Gehirnforschung vor allem noch die Biochemie und die Molekularbiologie. Der rasante Fortschritt auf diesen Gebieten ist nicht zuletzt – so tragisch das auch klingen mag – der Immunschwächekrankheit Aids zu verdanken; denn sie veranlaßte weltweit eine fieberhafte Erforschung des vorher sträflich vernachlässigten Immunsystems. Und dabei stießen die Wissenschaftler – gleichsam als Nebenprodukt ihrer Arbeit – auch auf die vielen Millionen Brücken zwischen Nervensystem und Körperzellen.

Die Erforschung dieser Zusammenhänge steckt heute noch in den Kinderschuhen. Aber es gibt keinen Zweifel mehr daran, daß Körper und Psyche auf zweifache Weise ständig miteinander kommunizieren:

● Das erste Kommunikationsnetz besteht aus dem Nervensystem, das seelische Botschaften aus dem Gehirn praktisch zu jeder Zelle des Körpers befördern kann. An den Enden der Nervenfasern wird die

Die psychosomatische Medizin stellte die Trennung von Körper und Seele wieder in Frage

Körper und Seele sind untrennbar miteinander verbunden

Körper und Psyche kommunizieren auf zweifache Weise ständig miteinander

14

psychische Information durch chemische Botenstoffe auf die Zelle übertragen und bewirkt Veränderungen ihrer Funktionen. Am Beispiel der körpereigenen Abwehrzellen wies man unter anderem nach, daß eine positive Stimmungslage die Immunzellen „scharfmacht", während Probleme, Sorgen und Trauer ihre Abwehrfähigkeit schwächt. Was für die Immunzellen gilt, kann sinngemäß wahrscheinlich auch auf andere Körperzellen übertragen werden.

● Das andere Kommunikationssystem kommt ohne Nervenfasern aus; es wird durch chemische Botenstoffe gebildet, die mit dem Blut zu jeder Zelle gelangen und ihre Botschaft aus der Psyche über entsprechende Rezeptoren (Empfangsorgane) an die Zellen weitergeben. Auch auf diese Weise werden deren Funktionen verändert.

Zukünftig wird man sich bei jeder Krankheit auch die Frage nach den psychischen Krankheitsursachen stellen müssen

Obwohl die Erforschung dieser Zusammenhänge bisher oft noch mehr Fragen aufwirft, als sie beantworten kann, läßt sich bereits absehen, daß hier eine Revolution in der Medizin eingeleitet wird. Zukünftig wird man nicht mehr rein medikamentös behandeln können, sondern sich bei jeder Krankheit auch die Frage nach den psychischen Krankheitsursachen stellen müssen. Damit gewinnen dann auch Naturheilverfahren wie die Homöopathie, die Krankheiten nicht unterdrücken, sondern durch „Informationen" zur Selbstregulierung heilen, eine viel größere Bedeutung.

Biochemie der Seele – erst ansatzweise bekannt

Unsere Stimmungen und Gefühle beruhen letztlich auf biochemischen Vorgängen

Die Hypothese, daß unsere Stimmungen, Gefühle und andere seelische Vorgänge letztlich auf biochemischen Vorgängen beruhen, läßt sich nur schwer mit den alltäglichen Vorstellungen vom Seelenleben vereinbaren. Sollen Freude, Lust und Trauer, eine romantische Stimmung oder starke Liebe tatsächlich nur das Ergebnis eines „Cocktails" verschiedener chemischer Stoffe im Körper sein? Gegen diese Desillusionierung wehren sich viele Menschen. Aber wenn auch längt noch nicht alle psychischen Vorgänge rein biochemisch zu erklären sind, scheint doch Folgendes bereits festzustehen:

> Im limbischen System des Zwischenhirns „entstehen" aus sinnlichen Wahrnehmungen, Erfahrungen und Erinnerungen auf noch nicht genau bekannte Weise die Stimmungen und Gefühle. Diese führen dann wahrscheinlich zur Ausschüttung typischer Botenstoffe, die über Rezeptoren in das Nerven-, Hormon- und Immunsystem eingespeist werden. Sie erreichen über die Nervenfasern oder mit dem Blut alle Zellen im Körper. Die Gesamtheit der aktuell vorhandenen Botenstoffe führt dazu, daß der Mensch sein augenblickliches seelisches Befinden wahrnimmt, beispielsweise Lust, Liebe, Freude oder Trauer empfindet.

Endgültig bewiesen ist diese Hypothese noch nicht. Nach den inzwischen vorliegenden Erkenntnissen wird sie aber immer wahrscheinlicher.

Insgesamt sind bisher rund 80 solcher molekularen Botenstoffe bekannt. Dazu gehören vor allem:

Noradrenalin
- *Noradrenalin,* das im Mark der Nebennieren und im gesamten Sympathikusanteil des vegetativen Nervensystems gebildet wird; in den Enden der Nervenbahnen wird es freigesetzt und überbrückt den winzigen Spalt zwischen Nerv und Zelle, überträgt also die Information chemisch auf die Zelle.

Endorphine
- *Endorphine* (als erstes entdeckte man Enkephalin), das sind opiatähnliche körpereigene Stoffe, die schmerzstillend wirken und euphorische Zustände erzeugen.

DBI
- *DBI,* ein körpereigener Stoff, der für Angstgefühle verantwortlich gemacht wird.

CCK
- *CCK* (Cholezystokinin), ein Hormon, das im Magen-Darm-Trakt gebildet wird; nach der Nahrungsauf-

nahme erzeugt es ein Gefühl der Sättigung und allgemeines Wohlbefinden.

LH-RH

● *LH-RH*, (luteinisierendes Hormon – Releasing Hormone), ein Eiweißstoff aus dem Hypothalamus (Teil des Zwischenhirns), der wahrscheinlich die sexuellen Bedürfnisse weckt.

Serotonin

● *Serotonin*, ein Botenstoff, der im Körper aus dem Eiweißbaustein Tryptophan gebildet wird und besonders im zentralen Nervensystem in hoher Konzentration vorkommt; unter anderem ist er für den Schlaf-Wach-Rhythmus und die Stimmungslage zuständig und wird deshalb zur Therapie von Schlafstörungen und Depressionen eingesetzt.

Diese Beispiele mögen genügen, um einen Eindruck von der Biochemie des Seelenlebens zu vermitteln. Wir werden uns wohl von der jahrtausendealten Vorstellung von der Seele als „göttlichem Odem" endgültig verabschieden müssen.

> Die Psyche ist nichts Geheimnisvolles, das der Materie „eingehaucht" wird und sie zum Leben erweckt, sondern das Ergebnis eines komplexen Zusammenspiels körpereigener chemischer Wirkstoffe, Hormone und Nervenbahnen, das wir vielleicht niemals ganz verstehen, sondern nur ehrfürchtig bestaunen können.

Arzneimittel für das Seelenleben

Vor 40 Jahren wußte man kaum etwas von der komplizierten Biochemie der Seele

Als man in den 50er Jahren die ersten modernen chemischen Psychopharmaka einführte, wußte man kaum etwas von der komplizierten Biochemie der Seele. Deshalb glich die medikamentöse Therapie seelischer Krankheiten zunächst oft einem Stochern im Nebel, bei dem häufig der Zufall zu Hilfe kam. Erst im Lauf der Zeit gewann man genügend praktische Erfahrungen und wissenschaftliche Erkenntnisse, um gezielter zu behandeln. Bald zeigten sich aber auch die fatalen Folgen, die Psychopharmaka haben können.

Chemische Psychopharmaka werden auch heute noch viel zu unkritisch verordnet

Trotzdem werden sie auch heute noch viel zu unkritisch verordnet und als „Lebenskrücken" mißbraucht. Das liegt nicht nur an den Ärzten, die keine Zeit mehr für ein verständnisvolles Gespräch in seelischen Notlagen finden, sondern rasch zum Rezeptblock greifen. Vor allem liegt das an den Erwartungen der Betroffenen, die immer weniger bereit sind, seelische Verstimmungen zu ertragen, sich mit den unbequemen Ursachen auseinanderzusetzen. Sie wechseln eher den Arzt, um wieder an ihre „Glückspillen" zu gelangen, als die Chance zur Entwicklung der Persönlichkeit zu nutzen, die praktisch in jeder psychischen Krise steckt.

Chemische Psychopharmaka – „brutaler" Eingriff in das Seelenleben

Die chemischen Arzneimittel können psychische Störungen nicht heilen

Die chemischen Arzneimittel können psychische Störungen nicht heilen, sondern lediglich die Symptome unterdrücken. Vereinfacht gesagt geschieht das, indem sie in die biochemischen Vorgänge eingreifen, welche die Grundlagen der Psyche bilden. Dieser Eingriff erfolgt ziemlich massiv; denn nur in relativ hoher Dosierung können die Medikamente die biochemischen Vorgänge so verändern, daß die Symptome verschwinden.

Erhebliche Nebenwirkungen auf Körper und Seele

Deshalb drohen von den Psychopharmaka erhebliche Nebenwirkungen auf Körper und Seele. Sie sind nur dann zu rechtfertigen, wenn eine ernstere psychische Störung zunächst rasch gelindert werden muß, aber keinesfalls bei den einfacheren Störungen des seelischen Befindens, die wir alle hin und wieder einmal erleben.

Wirkungsweise der chemischen Medikamente

Psychopharmaka beeinflussen das Seelenleben oft sehr deutlich

Psychopharmaka beeinflussen das Seelenleben oft sehr deutlich, daran besteht kein Zweifel. Unruhe, Aggressivität oder Angstzustände werden dadurch unterdrückt, depressive Verstimmungen wieder aufgehellt und sogar Wahnvorstellungen und andere schwere psychische Störungen günstig beeinflußt. Aber wie diese Wirkung zustandekommt, kann man heute noch nicht genau erklären.

Veränderung der chemischen Vorgänge

Nach allem, was mittlerweile von den biochemischen Grundlagen der Psyche bekannt ist, läßt sich die Wirkung der Psychopharmaka nur aus einer Veränderung der chemischen Vorgänge erklären, die den psychischen Störungen zugrunde liegen.
Manche Psychopharmaka können zum Beispiel die Rezeptoren für bestimmte körpereigene Botenstoffe besetzen, so daß die chemische Information nicht mehr

19

übertragen wird. Andere sorgen dafür, daß die biochemischen Verhältnisse verändert werden, so daß sie nicht mehr so störend wirken können. Dazu gibt es bisher noch nicht genügend gesicherte Erkenntnisse; größtenteils ist man auf Vermutungen und praktische Erfahrungen angewiesen.

Manche Wissenschaftler, wie Professor Dr. R. Degkwitz, Direktor der Freiburger Universitäts-Nervenklinik, vertreten sogar die Auffassung, daß Psychopharmaka im Grunde eine künstliche Krankheit des Körpers hervorrufen, aus der sich ihre Wirkungen auf das Seelenleben erklären.

Psychopharmaka können eine künstliche Krankheit des Körpers hervorrufen

Da man nicht genau weiß, wie die chemischen Arzneimittel auf die Biochemie der Psyche wirken, läßt sich auch nicht sicher voraussehen, ob die Psychopharmaka überhaupt in der erwünschten Weise helfen. Immer wieder kommt es vor, daß nach der Einnahme unerwartete oder paradoxe psychische Reaktionen auftreten, die im Gegensatz zum Ziel der Therapie stehen, etwa Erregungszustände nach der Einnahme beruhigender Medikamente.

Unerwartete oder paradoxe psychische Reaktionen

Das und die möglichen erheblichen Nebenwirkungen, die von den Arzneimitteln drohen, macht die Behandlung durch Psychopharmaka riskant. Im Einzelfall kann sie mehr schaden als nützen. Deshalb müßte die Anwendung sorgfältig gegen die möglichen Risiken abgewogen werden – aber das ist in der Praxis vieler Ärzte nicht die Regel.

Behandlung durch Psychopharmaka ist riskant

Chemische Psychopharmaka können seelische Störungen nie heilen. Sie führen nur dazu, daß der Patient wieder problemloser „funktioniert", sich Lebensumständen anpassen kann, die ihm unerträglich geworden sind, aus denen er in die psychische Erkrankung floh. Das ist eigentlich keine Therapie im Sinne von Heilkunst, sondern nur ein Herumdoktern an Symptomen.

Chemische Psychopharmaka führen nur dazu, daß der Patient wieder problemloser „funktioniert"

Die wichtigsten Psychopharmaka

Beruhigungs- und Schlafmittel nehmen unter den Psychopharmaka Rang 1 ein

Antidepressiva

Neuroleptika

Frauen nehmen sie häufiger als Männer

Allgemeine Nervosität, Schlafstörungen, Unlust und depressive Verstimmungen gehören zu den am weitesten verbreiteten seelisch-nervösen Störungen des heutigen Menschen. Dementsprechend nehmen Beruhigungs- und Schlafmittel unter den Psychopharmaka Rang 1 ein; fast 800 Millionen Mark werden bei uns allein dafür jährlich ausgegeben. Auch Antidepressiva werden häufig verordnet, und zwar viel zu oft nicht nur bei wirklich behandlungsbedürftigen Depressionen, sondern auch bei einfacheren Störungen des psychischen Befindens, wie Leistungs- und Antriebsschwäche, Konzentrations- und Schlafstörungen. Schließlich gibt es noch die Neuroleptika, die eigentlich den ernsten seelischen Krankheiten vorbehalten bleiben müßten, aber ebenfalls zu unkritisch verschrieben werden.

In erster Linie sind es Frauen (rund $2/3$ aller Verwender), die solche Medikamente ge- und mißbrauchen. Männern fällt es offensichtlich immer noch schwer, über psychische Probleme mit dem Arzt zu sprechen, sie unterdrücken sie häufiger durch das „rezeptfreie Psychopharmakon" Alkohol, auf dessen Problematik im Rahmen dieses Buchs aber nicht eingegangen werden kann.

Tranquilizer als „Glückspillen"

Die heute am häufigsten verordneten chemischen Psychopharmaka bezeichnet man als *Tranquilizer* (lateinisch: tranquillitas = Ruhe / tranquillo = beruhigen), umgangssprachlich oft auch salopp als „Glückspillen". Dabei handelt es sich um „Allerweltsmittel", die bei zahlreichen psychischen Störungen versuchsweise zunächst einmal angewendet werden. Größtenteils gehören *Benzodiazepine* sie zur Gruppe der *Benzodiazepine,* die sich chemisch von Chlordiazepoxid und seinen chemischen Abkömmlingen herleiten.

Die Benzodiazepine wirken über spezielle Rezeptoren im Nervensystem. Hauptsächlich schirmen sie das limbi-

21

sche System gegen äußere Reize ab, so daß Nervosität, seelische und muskuläre Spannungen, Aggressionen und Ängste unterdrückt werden. Man fühlt sich den alltäglichen Belastungen wieder besser gewachsen, wird gelassener und gleichgültiger.

Auch die deprimierte Stimmungslage wird durch Tranquilizer aufgehellt

Zum Teil wird auch die durch äußere Umstände deprimierte Stimmungslage durch die Tranquilizer aufgehellt, obwohl sie nicht zu den Antidepressiva gehören. Da man die Sorgen, Probleme und Konflikte des Lebens nicht mehr so ernst nimmt, gerät man in eine Art Glückszustand, der verhindert, daß man sich aktiv mit den persönlichen Schwierigkeiten auseinandersetzt. Wozu sollte man das auch, wenn sie mit Hilfe der Arzneimittel doch so bequem verdrängt werden können?

Darin liegt eine Gefahr der Einnahme von Tranquilizern.

Sobald man sie absetzt, kehren die ganzen Probleme unvermindert zurück

Sobald man sie wieder absetzt, kehren nämlich die ganzen Probleme unvermindert zurück, die ja lediglich verdrängt, aber nicht beseitigt wurden. Das Risiko, daß man dann wieder zu den bequemen „Glückspillen" greift und schon bald abhängig von ihnen wird, ist vor allem bei längerer Einnahme groß. Dabei muß es – im Gegensatz zu vielen anderen Suchtmitteln – nicht unbedingt

Schon bei Anwendung kleiner Dosen besteht Suchtgefahr

zur Dosissteigerung kommen, schon bei Anwendung kleiner Dosen besteht Suchtgefahr.

Nie länger als 4 – 6 Wochen einnehmen

Grundsätzlich dürfen die Tranquilizer der Benzodiazepingruppe deshalb nie länger als 4 – 6 Wochen ununterbrochen verabreicht werden; es gibt auch keine wissenschaftlich gesicherten Beweise dafür, daß eine längere Einnahme die Wirkung verbessert. Bereits in der 1. Behandlungswoche soll die Anfangsdosis möglichst reduziert werden.

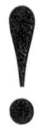

Wer früher schon von Arzneimitteln, Drogen oder Alkohol abhängig war, muß grundsätzlich auf Tranquilizer verzichten, weil das Risiko der Sucht dann besonders groß ist.

Hypnotika erzwingen künstlichen Schlaf

Benzodiazepine wie Flurazepam und Nitrazepam werden häufig als Schlafmittel (Hypnotika) verabreicht. Ihr Vorteil im Vergleich zu vielen anderen chemischen Schlafmitteln und Alkohol besteht vor allem darin, daß sie den für die nächtliche Erholung wichtigen Traumschlaf nicht behindern. Deshalb sind sie oft vorzuziehen, obwohl auch von ihnen ein Suchtrisiko bereits nach kurzer Zeit und bei normaler Dosierung ausgeht.

Benzodiazepine behindern den Traumschlaf nicht

Barbiturate

Wesentlich riskanter als Benzodiazepine sind *Barbiturate,* die immer noch recht häufig als Hypnotika verordnet werden. Ihre Wirkung läßt oft schon nach wenigen Tagen nach, so daß die Dosis immer weiter erhöht werden muß; schließlich vertragen die Betroffenen oft das 10 – 15fache der Normaldosis. Außerdem behindern Barbiturate den Traumschlaf und hinterlassen am Morgen häufig den „Hang-over", weil sie noch nicht vollständig ausgeschieden wurden; man fühlt sich also trotz des erzwungenen künstlichen Schlafs keineswegs erholt und leistungsfähig, sondern oft ähnlich müde wie nach einer durchwachten Nacht. Das Suchtrisiko der Barbiturate wird hoch eingeschätzt.

Sie behindern den Traumschlaf

> Aus diesen Gründen kann von der Anwendung der Barbiturate grundsätzlich nur abgeraten werden. Wenn man ohne Schlafhilfen nicht auskommt, sollten die oben genannten Benzodiazepine bevorzugt werden. Allenfalls darf man Barbiturate 3 – 4 Tage lang in der geringsten wirksamen Dosis einnehmen.

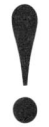

Andere chemische Wirkstoffe

Andere chemische Wirkstoffe, die den Schlaf erzwingen, werden heute seltener verordnet. Zu nennen sind noch die barbituratähnlichen *Piperidindione, Paraldehyd, Chloralhydrat* (das älteste chemische Schlafmittel) und *Bromverbindungen.* Teils besteht auch bei ihnen ein hohes Suchtrisiko, wenn sie regelmäßig eingenommen werden. Immer wird dadurch nur ein künstlicher, wenig erholsamer Schlaf erzeugt, nach dem man sich nicht richtig ausgeschlafen fühlt.

Diphenhydramin

Der chemische Wirkstoff *Diphenhydramin* gehört eigentlich nicht zu den Schlafmitteln, sondern wirkt als Antihistaminikum gegen Allergien. Da er aber müde macht, wird er häufig zu rezeptfreien Schlafmitteln verwendet, oft kombiniert mit Baldrian und anderen Heilpflanzen. Ein Suchtrisiko besteht nicht, der Traumschlaf wird nicht behindert. Aber Diphenhydramin genügt nicht immer, um den Schlaf zu erzwingen, kann sogar im Einzelfall zu paradoxen Erregungszuständen führen; bei höherer Dosis hinterläßt es am nächsten Morgen oft einen „Hang-over".

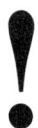

Es gibt also kein ideales, ungefährliches chemisches Schlafmittel. Alle können nur eine Art Betäubung herbeiführen und erhebliche Nebenwirkungen verursachen. Die gelegentliche Einnahme mag besser als eine unruhig durchwachte Nacht sein, zur längeren Anwendung eignet sich keines der chemischen Schlafmittel. Man muß wieder lernen, ohne Tabletten zu schlafen.

Antidepressiva und Lithiumsalze

Vorübergehende depressive Verstimmungen gehören zum Leben

Vorübergehende depressive Verstimmungen, die meist durch unangenehme Ereignisse des Alltags ausgelöst werden, gehören ganz selbstverständlich zum Leben. Sie verschwinden wieder, sobald man die äußeren Ursachen verarbeitet hat, Arzneimittel sind dazu kaum erforderlich. Sie sollten den ernsteren, häufiger wiederkehrenden Depressionen ohne erkennbare äußere Ursache vorbehalten bleiben, die meist durch biochemische Störungen entstehen. Allenfalls kommen bei depressiven Verstimmungen vorübergehend einmal Tranquilizer in Frage.

Antidepressiva wirken hauptsächlich auf Noradrenalin und Serotonin

Die eigentlichen Antidepressiva wirken hauptsächlich auf die chemischen Botenstoffe Noradrenalin und Serotonin. Man unterscheidet folgende Gruppen:

Monoaminooxidase-Hemmer

● *Monoaminooxidase-(MAO-)Hemmer,* die vor allem antriebssteigernd wirken; wegen ihrer erheblichen Nebenwirkungen werden sie heute seltener verordnet.

Imipramin	● *Imipramingruppe,* die stark stimmungsaufhellend, anfangs aber dämpfend auf den Antrieb wirkt, um zu verhindern, daß der gesteigerte Antrieb bei noch deprimierter Stimmung einen Selbstmordversuch fördert.
Desipramin	● *Desipramingruppe* mit deutlicher Stimmungsaufhellung, aber geringer Antriebssteigerung.
Amitriptylin	● *Amitriptylingruppe,* die vor allem die mit Depressionen oft verbundenen Angstzustände vermindert, aber die Stimmung nur mäßig und den Antrieb nicht beeinflußt.

Aus diesen unterschiedlich wirkenden Hauptgruppen kann man die Antidepressiva auswählen, die dem individuellen Zustand des einzelnen Patienten am besten entsprechen. Allerdings wirken die Medikamente nicht bei jedem depressiven Kranken, sondern nur bei 40 – 60 % der Patienten.

Es gibt keinen Beweis dafür, daß sie den Verlauf der Depression abkürzen

Es gibt auch keinen überzeugenden Beweis dafür, daß sie den Verlauf der Depression tatsächlich abkürzen, vielleicht kann man sie mit ihrer Hilfe nur leichter ertragen. Es scheint jedoch, daß die Einnahme von Antidepressiva die Rückfallquote erhöht – und manchmal wird eine Depression dadurch sogar verschlimmert.

Erhebliche Nebenwirkungen möglich

Wenigstens besteht bei Antidepressiva kein Suchtrisiko, aber es sind erhebliche Nebenwirkungen möglich.

Lithium

Besonders umstritten ist die Therapie mit dem metallischen Element *Lithium,* das schon bei geringer Überdosierung sehr giftig wirkt. Seine Wirkung beschränkt sich nicht auf Depressionen, sondern erfaßt auch manische Zustände. Deshalb werden Lithiumsalze hauptsächlich bei manisch-depressiver Krankheit, bei der depressive und manisch-euphorische Zustände im Wechsel auftreten, seltener bei phasenhaft verlaufenden Depressionen eingesetzt. Die Therapie erstreckt sich oft über Jahre und kann von schweren Nebenwirkungen begleitet werden, ein Suchtrisiko ist jedoch auch bei längerer Anwendung nicht gegeben.

Antidepressiva und Lithiumsalze müssen ernsten seelischen Krankheiten vorbehalten bleiben, die anders nicht zu beeinflussen sind. Nicht zu rechtfertigen ist ihr Gebrauch bei einfachen depressiven Verstimmungen und damit verbundenen Störungen der Leistungsfähigkeit und des Antriebs. Solche psychischen Reaktionen sind zwischendurch normal, man kann und muß sie aus eigener Kraft ohne Arzneimittel durchstehen.

Neuroleptika bei Psychosen

„major tranquilizer"

Diese Psychopharmaka bezeichnet man auch als „major tranquilizer", was ihre starke Wirkung hervorhebt. Sie werden vorwiegend bei schweren seelischen Krankheiten angewendet, insbesondere bei Schizophrenie, Manie, organisch bedingten Psychosen und Alkoholdelirien.

Wirkung

Durch Hemmung biochemischer Vorgänge im zentralen Nervensystem führen sie zur Neurolepsie mit unterschiedlich starker Beruhigung und Gleichgültigkeit gegenüber der Umwelt, Linderung von Angstzuständen und Unterdrückung von Wahnvorstellungen.

Auf diese Weise werden die Patienten oberflächlich angepaßt und müssen oft nicht für lange Zeit in eine psychiatrische Klinik, sondern können regelmäßig ambulant behandelt werden. Das bedeutet aber keine Heilung der Psychose, so daß die von erheblichen Nebenwirkungen begleitete Therapie meist lange Zeit fortgesetzt wird. Diese Dauertherapie ist nicht allein wegen ihrer Risiken umstritten, es bestehen auch erhebliche Zweifel daran, ob sie überhaupt sinnvoll ist.

Chlorpromazin

Das älteste Neuroleptikum, das in den 50er Jahren eingeführt wurde, ist *Chlorpromazin* aus der Phenothiazingruppe. Heute werden auch Butyrophenone wie *Haloperidol, Thioxanthenderivate, Diphenylbutylpiperidine* und *Indolderivate* häufig verordnet.

Nur bei schweren psychischen Krankheiten zur Linderung der akuten Krise verwenden

Grundsätzlich dürfen Neuroleptika nur bei schweren psychischen Krankheiten zur Linderung der akuten Krise verwendet werden. Nach Besserung sollte man auf

andere Heilverfahren umstellen, die zwar eine intensive-
re Betreuung der Patienten erfordern, aber günstigere
Aussichten auf dauernde Besserung bieten. Ob eine
Psychose geheilt werden kann, ist fraglich, obwohl es
auch dazu positive Erfahrungen gibt.
Abhängigkeit kann auch durch Langzeitbehandlung mit
Neuroleptika nicht entstehen. Die Patienten erleben die
medikamentöse Therapie überwiegend als unangenehm,
was eine Sucht ebenfalls ausschließt.

Andere Psychopharmaka

*Stimulanzien als
Aufputschmittel zur
Leistungssteigerung*

Vor allem den *Stimulanzien* (Analeptika) kommt unter
den Psychopharmaka heute noch einige Bedeutung zu.
Medizinisch spielen sie zwar keine große Rolle, immer
häufiger werden sie aber als Aufputschmittel zur Leistungssteigerung mißbraucht. Die Zahl der Menschen,
die sich den Anforderungen des täglichen Lebens ohne
solche Medikamente nicht mehr gewachsen fühlen,
nimmt seit einiger Zeit erschreckend zu, selbst Schüler
gebrauchen sie bereits.

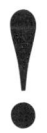

> Ein Teil der Stimulanzien ist sogar rezeptfrei erhält-
> lich, zum Beispiel verschiedene Appetitzügler. Sie sind
> ursprünglich zwar nicht als Aufputschmittel gedacht,
> können aber als solche mißbraucht werden und schon
> nach wenigen Wochen zur Sucht führen. Es ist unver-
> ständlich, daß sie trotzdem teilweise immer noch ohne
> Rezept erhältlich sind.

Amphetamine

Methamphetamin

Kokain

Wesentlich gefährlicher sind die stark aufputschenden
Amphetamine, die bei uns nicht mehr als Arzneimittel
erhältlich sind, und der chemische Abkömmling *Methamphetamin* (Pervitin), der in seltenen Fällen noch
ärztlich verordnet wird. Davon droht ebenso wie vom
illegalen Aufputschmittel *Kokain* bald die Sucht mit
schweren körperlichen und seelisch-geistigen Schäden.
Bei längerem Mißbrauch kann es zum Tod durch Erschöpfung kommen.

*Wirkung der
Stimulanzien*

Stimulanzien führen zum Teil zur vermehrten Ausschüttung des Hormons Adrenalin aus den Nebennieren, das zum raschen Verbrauch der Leistungsreserven führt, reizen das Wachzentrum im Gehirn, erhöhen den Blutdruck, beschleunigen den Herzschlag und heben die Stimmung bis hin zu euphorischen Zuständen. Wenn die Wirkung nachläßt, fühlt man sich müde und abgespannt, was oft durch erneute Einnahme von Stimulanzien überspielt wird. Da man derart „aufgedreht" natürlich chronisch nervös und gereizt wird und nicht mehr richtig schlafen kann, werden zusätzlich häufig Tranquilizer und Schlafmittel mißbraucht, so daß es zur Mehrfachabhängigkeit kommt.

*Halluzinogene erzeugen
abnorme seelisch-
geistige Zustände*

Im weiteren Sinn gehören auch die *Halluzinogene* (Psychotomimetika, Psychodysleptika) zu den Psychopharmaka. Medizinisch werden sie heute fast nicht mehr – allenfalls experimentell – gebraucht. Durch biochemische Veränderungen erzeugen sie abnorme seelischgeistige Zustände, die denen einer Psychose ähneln. Fast alle dieser Mittel unterliegen den Bestimmungen des Betäubungsmittelgesetzes und gelten als Rauschmittel mit unterschiedlich hohem Risiko.

*Haschisch, Marihuana,
Morphin*

Bekannteste Vertreter dieser Gruppe sind *Haschisch, Marihuana, Morphin* (das gegen starke Schmerzen noch verwendet wird), *Meskalin, Psilocybin* und *LSD,* heute zunehmend auch „Designerdrogen", die in Labors neu zusammengemischt werden, und die gefährlichen „Schnüffelstoffe" (meist Lösungsmitteldämpfe), die vor allem Schüler mißbrauchen.

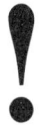

> Über die Gefahren dieser Drogen kann es keine ernsthafte Diskussion geben, auch wenn man Haschisch und Marihuana zum Teil nachsagt, daß sie weniger bedenklich als Alkohol seien. Außer Morphin gegen stärkste Schmerzen ist ihr Gebrauch niemals zu rechtfertigen.

Nutzen und Risiken chemischer Psychopharmaka

Chemische Arzneimittel können zwar die biochemischen Veränderungen, die zu seelischen Störungen führen, wieder normalisieren, aber das bedeutet keine Heilung. Sobald sie abgesetzt werden, kann der frühere Zustand zurückkehren; er wird dann oft als noch quälender empfunden. Deshalb sind die Anwendungsmöglichkeiten der Psychopharmaka eng begrenzt. Grundsätzlich sollten sie nur in folgenden Fällen zur Unterdrückung der Symptome eingesetzt werden:

Anwendungsmöglichkeiten der Psychopharmaka sind eng begrenzt

Akute ernstere psychische Krisen

● Akute ernstere psychische Krisen, die so stark belasten, daß man sie nicht ohne Hilfe ertragen und bewältigen kann. Dann führen Psychopharmaka vorübergehend zur seelischen Entlastung; in dieser Zeit können die psychischen Selbstheilungsregulationen wirksam werden, oder man kann eine Psychotherapie einleiten, nach deren Wirkung die Medikamente abgesetzt werden.

Unheilbare schwere psychische Krankheiten

● Unheilbare schwere psychische Krankheiten, hauptsächlich Psychosen, die auf andere Weise nicht zu beeinflussen sind. Aber auch dann muß versucht werden, durch Psychotherapie und intensive menschliche Betreuung dem Patienten ein Leben ohne Arzneimittel zu ermöglichen, in dem er sich vielleicht glücklicher als in der ständigen chemischen „Zwangsjacke" fühlt.

Die Liste der körperlichen und / oder seelischen Nebenwirkungen, die von den verschiedenen Psychopharmaka drohen, ist lang und erschreckend. Sie zeigt, wie massiv und ungezielt man durch solche Medikamente in die Biochemie eingreift. Hauptsächlich sind folgende Nebenwirkungen zu erwarten:

Nebenwirkungen
Tranquilizer

● Tranquilizer können Kopfschmerzen, Schwindel, Blutdrucksenkung, Bewegungs- und Sprachstörungen, allergische Hautreaktionen, sexuelle Störungen, Antriebs- und Leistungsschwäche, chronische Müdigkeit, Teilnahmslosigkeit und verminderte Reaktionsfähigkeit verursachen. Manchmal kommt es auch zu paradoxen Erregungszuständen und Schlafstörungen, vor allem bei älteren Menschen.

Schlafmittel
● Schlafmittel können ebenfalls zu paradoxen Schlafstörungen, Unruhe, Verwirrtheit, Angstzuständen, sexuellen Störungen und durch „Hang-over" am nächsten Tag zu Leistungs-, Konzentrationsschwäche und Müdigkeit führen. Außerdem kommt es nicht selten zu allergischen Hautreaktionen, Schwindel und Magen-Darm-Beschwerden.

Antidepressiva
● Antidepressiva rufen Herzrhythmusstörungen, Blutdrucksenkung, trockene Mundschleimhaut, Zittern, erhöhte Körpertemperatur und Verstopfung hervor. Ferner kann es zu chronischer Müdigkeit, Verwirrtheit, Unruhe und Schlafstörungen, manchmal sogar zu Halluzinationen und Wahnvorstellungen kommen. Die besonders bedenklichen MAO-Hemmer verursachen Schwindel, Kopfschmerzen, Blutdruckabfall oder kurzen Blutdruckanstieg, Unruhe und Schlafstörungen; durch Käse, Fleisch, Hefe und Schokolade werden diese Nebenwirkungen noch verschlimmert. Zum Teil können Antidepressiva auch die Depressionen verstärken und das Selbstmordrisiko erhöhen.

Neuroleptika
● Neuroleptika gelten als besonders reich an Nebenwirkungen. Körperlich drohen vor allem Magen-Darm-Beschwerden, Verstopfung, Stauung der Galle, Störungen beim Harnlassen, Herz-Kreislauf-Beschwerden, Sehstörungen, Krampfanfälle, Bewegungsstörungen, Muskelstarre oder -zittern, Fieber, Bewußtseinsstörungen und sogar das lebensgefährliche Koma. Psychisch kann es zu Angst, Depressionen, Antriebsschwäche, Halluzinationen, Wahnvorstellungen und Selbstmordgefahr kommen, die gesamte Persönlichkeit wird nachhaltig verändert.

Stimulanzien
● Stimulanzien erzeugen Angst, Unruhe, Schlafstörungen, manisch-euphorische Zustande mit Selbstüberschätzung, Aggressivität, Halluzinationen und Wahnvorstellungen; hinzu kommen Muskelzittern

und -krämpfe, Herzrhythmusstörungen, oft auch erheblicher Blutdruckanstieg.
Damit sind nur die häufigsten Nebenwirkungen der verschiedenen Psychopharmaka beschrieben. Allgemein belasten sie auch noch die Leber und Nieren, so daß es bei Langzeitgebrauch an diesen Organen zu schweren Schäden kommen kann. Angesichts dieser Fülle von Risiken muß der (teilweise fragliche) Nutzen stets sehr sorgfältig gegen die Gefahren abgewogen werden.

Der Nutzen muß stets sehr sorgfältig gegen die Gefahren abgewogen werden

Süchtig auf Rezept

Abhängigkeit ist ein besonders gefürchtetes Risiko der Psychopharmaka

Zu den besonders gefürchteten Risiken der Psychopharmaka gehört die Abhängigkeit. Antidepressiva und Neuroleptika sind in dieser Hinsicht unbedenklich, die Erfahrung lehrt, daß die Patienten sie eher zu unzuverlässig einnehmen. Ein unterschiedlich hohes Suchtpotential besteht dagegen bei Tranquilizern und Schlafmitteln; da diese nur nach ärztlicher Verordnung abgegeben werden, entsteht die Sucht danach also „auf Rezept". Auch Stimulanzien und Halluzinogene machen häufig abhängig, werden in der Regel jedoch nicht verordnet, sondern illegal mißbraucht.

Tranquilizer werden oft zu lange eingenommen

Tranquilizer gelten als besonders bedenklich, aber so pauschal stimmt das nicht. Das Hauptproblem besteht bei ihnen in der zu langen Einnahme, die selbst dann zur Abhängigkeit führen kann, wenn die Dosis nicht gesteigert wird. Möglichst sollten sie deshalb nur wenige Tage in niedriger, aber doch ausreichender Dosierung verabreicht werden, wobei man die Anfangsdosis bald reduziert. Nach längerem Gebrauch von Benzodiazepinen muß man die Dosis allmählich reduzieren; andernfalls drohen Unruhe, Angstzustände, Schlafstörungen und Krampfanfälle als Entzugserscheinungen, die leicht zur erneuten Einnahme veranlassen. Sicher läßt sich eine Abhängigkeit aber auch durch diese Maßnahmen nicht verhindern.
Das Suchtpotential vieler Schlafmittel, vor allem der

Schlafmittel verlieren schon nach wenigen Tagen an Wirkung

Barbiturate, ist meist wesentlich höher als das der Tranquilizer. Sie verlieren nämlich schon nach wenigen Tagen an Wirkung, und die Dosis wird dann meist gesteigert. Deshalb kann es schon nach 10 – 14 Tagen zur Abhängigkeit kommen. Setzt man die Medikamente dann ab, treten Unruhe, Erregungszustände und Schlaflosigkeit auf, die so quälend werden, daß viele Patienten doch wieder zum Schlafmittel greifen.

Die Abhängigkeit von Psychopharmaka muß immer unter ärztlicher Aufsicht abgebaut werden

Die Abhängigkeit von Psychopharmaka muß immer unter ärztlicher Aufsicht abgebaut werden, oft in der Klinik. Die Chancen, auf Dauer davon loszukommen, hängen entscheidend mit davon ab, ob die Probleme, derentwegen man die Arzneimittel ursprünglich einnahm, während des Entzugs beseitigt werden. Andernfalls ist das Rückfallrisiko hoch. Auch muß man nach einer Entziehungskur zukünftig grundsätzlich auf alle Psychopharmaka verzichten und sollte auch Alkohol nur sehr mäßig konsumieren, damit es nicht irgendwann erneut zur Abhängigkeit kommt.

Warnzeichen einer Suchtgefährdung

Typische Warnzeichen einer Suchtgefährdung oder bereits vorhandenen Abhängigkeit sind vor allem:

● Häufige oder regelmäßige Einnahme von Tranquilizern, Schlafmitteln oder Appetitzüglern.
● Nachlassende Wirkung der anfänglichen Dosis, deshalb oft häufigere oder höher dosierte Einnahme (gilt für Tranquilizer aber nicht immer).
● Einnahme mehrerer Psychopharmaka gleichzeitig, weil eines allein keine ausreichende Wirkung mehr erzielt.
● Behandlung durch mehrere Ärzte gleichzeitig, die ähnliche Psychopharmaka verordnen, oder Wechsel des Arztes, der die gewohnten Psychopharmaka nicht mehr verschreibt, ohne den neuen Arzt von der bisherigen Einnahme zu unterrichten.
● Unruhe, wenn die Psychopharmaka zu Ende gehen, und oft Anlegen eines Arzneimittelvorrats.
● Verdrängte Schuldgefühle wegen der Einnahme der Medikamente, die man vor anderen zu vertuschen sucht.

Je mehr solcher Warnzeichen zusammenkommen, desto wahrscheinlicher wird eine Abhängigkeit. Dann hilft nur das baldige offene Gespräch mit dem Arzt, damit sofort eine Entzugsbehandlung eingeleitet wird.

Homöopathische Psychopharmaka – die sanfte Alternative

Psychische Störungen lassen sich allein durch einfache Selbsthilfetechniken (wie Entspannung und Autosuggestion) nicht immer ausreichend beeinflussen, schon gar nicht die ernsteren Krankheiten des Seelenlebens. Auch die fachmännische Psychotherapie kann längst nicht alle diese Störungen behandeln; außerdem stehen für das Heer der psychisch gestörten Menschen nicht genügend Therapeuten zur Verfügung, und es dauert oft längere Zeit, ehe eine erste Wirkung eintritt.

Deshalb sind Psychopharmaka oft eine unentbehrliche Hilfe. Aber es müssen nicht immer gleich die oben beschriebenen chemischen Arzneimittel sein, die massiv in die Biochemie des Seelenlebens eingreifen. Oft eignen sich die sanften Heilmittel der Homöopathie viel besser, selbst bei schweren psychischen Störungen; denn sie unterdrücken nicht bloß Symptome, sondern bringen die Selbstregulierung des Seelenlebens wieder in Gang.

Oft eignen sich die sanften Heilmittel der Homöopathie viel besser; sie bringen die Selbstregulierung des Seelenlebens wieder in Gang

Wenn nicht gerade eine schwere seelische Krise eine sofortige massive Intervention durch chemische Medikamente rechtfertigt, empfiehlt es sich meist, zunächst einen Versuch mit homöopathischen Psychopharmaka durchzuführen, die stets gut vertragen werden und nie zur Abhängigkeit führen.

Grundlagen der Homöopathie

Samuel Hahnemann

Die homöopathische Behandlung wurde vor bald 200 Jahren von dem deutschen Arzt Samuel Hahnemann (1755 – 1843) begründet. Anlaß für seine Forschungsarbeiten war die Enttäuschung, die der junge Mediziner angesichts der damals gängigen Heilverfahren schon bald empfand, denn diese schadeten den Patienten oft mehr. So suchte er intensiv nach Alternativen zu dieser „heroischen" Medizin seiner Zeit.

Selbstversuche mit Chinarinde

Nachdem er in Selbstversuchen erkannt hatte, daß die Chinarinde bei ihm als Gesundem ähnliche Symptome hervorrief wie bei Kranken, die man erfolgreich mit Chinarinde behandeln konnte, hielt er den Schlüssel zu seiner neuen Heilkunst in der Hand. Zwar dauerte es noch geraume Zeit und erforderte zahlreiche weitere Versuche, ehe er seine Therapie vorstellen konnte, aber dann standen die bis heute gültigen Grundlagen der Homöopathie fest: Ähnlichkeitsregel und Potenzierung der Arzneistoffe.

Teilweise fand die Homöopathie rasch begeisterte Anhänger. Die Mehrzahl der Ärzte verhielt sich aber damals schon so, wie die Schulmedizin heute noch: Sie lehnten die neue Therapie als „unwissenschaftlich" ab, weil sie sich nicht durch die Schulweisheit erklären läßt. Trotz-

Die Homöopathie konnte sich gegen alle Widerstände behaupten

dem konnte sich die Homöopathie gegen alle Widerstände behaupten; denn die praktische Erfahrung bestätigt sie Tag für Tag neu. Mittlerweile lassen sich auch immer mehr Ärzte wenigstens auf einen Versuch mit homöopathischen Mitteln ein.*

In der Therapie seelischer Störungen haben sich homöopathische Wirkstoffe gut bewährt

Auch in der medikamentösen Therapie seelischer Störungen haben sich homöopathische Wirkstoffe inzwischen gut bewährt. Gerade in der komplexen, noch weitgehend unerforschten Biochemie der Seele kommt es oft darauf an, nur geringfügige Veränderungen vorzu-

---

*Wer Näheres über die Lehre Hahnemanns erfahren möchte, dem empfehle ich den Ratgeber „Klassische Homöopathie – Heilen nach einem bewährten Naturgesetz" von Josef Rau, ebenfalls erschienen im Jopp-Verlag, ISBN 3 – 926955 – 19 – 8.

nehmen, um einen tiefgreifenden psychischen Wandel einzuleiten. Das ist durch chemische Psychopharmaka nicht möglich, sie schießen im allgemeinen weit über dieses Ziel hinaus.

Ähnliches mit Ähnlichem heilen

Die Ähnlichkeitsregel, ein Grundprinzip der Homöopathie, ruft immer wieder Befremden und Widerspruch hervor, steht sie doch im krassen Gegensatz zur Schulmedizin, die Krankheiten durch Gegenmittel behandelt. Aber so widersinnig, wie unqualifizierte Kritiker behaupten, ist sie keinesfalls, wie folgende Alltagserfahrung beweist:

Im krassen Gegensatz zur Schulmedizin

Geht man im Sommer erhitzt unter die kalte Dusche, erzielt man dadurch keine Abkühlung, sondern erzeugt noch mehr Wärme im Körper. Eine lauwarme Dusche dagegen veranlaßt den Körper durch den schwachen Wärmereiz zur Gegenregulation.

Im Prinzip verhält es sich auch bei den Heilmitteln der Homöopathie ähnlich wie in diesem einfachen Beispiel: „Gegen die zu heilende Krankheit wendet man dasjenige Arzneimittel an, welches eine andere, möglichst ähnliche künstliche Krankheit zu erregen imstande ist", lehrte Hahnemann. Sinngemäß war das auch schon dem großen antiken Arzt Hippokrates vor über 2 Jahrtausenden bekannt, aber erst Hahnemann entwickelte daraus eine neue Therapieform.

Wie kann aber ein Wirkstoff, der eine künstliche Krankheit erzeugt, eine andere, ähnliche Erkrankung heilen?

Biologisches Grundgesetz

Das erklärt sich aus dem „biologischen Grundgesetz" (Arndt-Schulz-Regel), wonach *schwache Reize die Körperfunktionen anregen, mittelstarke sie hemmen und starke Krankheiten fördern.*

Die Ursachen einer Erkrankung stellen immer einen mittleren bis starken Reiz dar, der zu vielfältigen Störungen – beispielsweise auch zu Veränderungen der Biochemie der Seele – führt. Dem setzt die Homöopathie einen ähnlich wirkenden Reiz eines Arzneimittels entgegen, der infolge der hohen Verdünnung aber nur schwach ausfällt. Und dieser schwache Arzneimittelreiz regt gezielt die Selbstregulierung der gestörten Funktionen an.

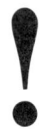

> Homöopathische Mittel unterdrücken also keine Krankheitserscheinungen, wie es durch die Gegenmittel der Schulmedizin geschieht, sondern veranlassen den Körper, die ursachliche Störung selbst zu normalisieren.

So einfach und einleuchtend wirkt die Homöopathie, aber dieses Prinzip kann man nur akzeptieren, wenn man nicht durch die Dogmen der Schulmedizin blind für neue Denkansätze geworden ist.

Arzneimittelprüfungen Welche homöopathischen Wirkstoffe unverdünnt bei Gesunden künstliche Krankheiten erzeugen, die den zu behandelnden möglichst ähnlich sind, stellt die Homöopathie vor allem in Arzneimittelprüfungen fest, oft in Selbstversuchen der Therapeuten, die auch Hahnemann häufig an sich durchführte. Außerdem werden noch allgemeine medizinische Kenntnisse von der Wirkung einzelner Stoffe und praktische Erfahrungen mit herangezogen, inzwischen auch vermehrt Laboruntersuchungen durchgeführt.

Arzneimittelbild Alle dadurch gewonnenen Informationen über die Eigenschaften eines Wirkstoffs faßt man im *Arzneimittelbild* zusammen. Anhand der verschiedenen Arzneimittelbilder kann man dann das homöopathische Mittel erkennen, das im konkreten Einzelfall der Krankheit eines Patienten am ähnlichsten ist und die meisten Aussichten auf Erfolg bietet.

Man kennt rund 500 gut dokumentierte homöopathische Einzelmittel Insgesamt kennt man heute rund 500 gut dokumentierte homöopathische Einzelmittel und etwa 1500 weitere, die noch nicht so gründlich, aber doch schon hinreichend untersucht wurden. Sie decken alle Krankheiten ab, die homöopathisch beeinflußt werden können. In der täglichen Praxis kommt man meist mit etwa 300 der genau untersuchten Mittel aus, alle anderen werden nur im Einzelfall bei Bedarf zugezogen.

Auch für die verschiedenen psychischen Störungen gibt
es genügend Arzneimittelbilder, so daß eine gezielte
Therapie möglich ist.

Potenzierung der Wirkstoffe

Auch an der Potenzierung homöopathischer Mittel
entzündet sich immer wieder heftige Kritik. Wenn man
vom schulmedizinischen Denkansatz ausgeht, daß
Krankheiten durch Gegenmittel unterdrückt werden
müssen, ist diese Kritik auch berechtigt; denn dann
kommt es auf eine möglichst hohe Dosierung der
Wirkstoffe an. Die Homöopathie will aber nicht Symptome unterdrücken, sondern die Selbstregulierung der
Krankheitsursachen in Gang bringen. Dazu sind nach
dem „biologischen Grundgesetz" keine starken, sondern
schwache Reize notwendig. Aus dieser Sicht bedeutet die
Verdünnung der Stoffe keine Abschwächung, sondern
eine Verstärkung (Potenzierung, Dynamisierung) der
Wirkung.

Die Homöopathie will die Selbstregulierung der Krankheitsursachen in Gang bringen

Diese Vorstellung wird in der Praxis ständig bestätigt,
läßt sich aber nicht mit der offiziell anerkannten Schulweisheit vereinbaren. Dabei weiß doch auch die Schulmedizin, daß viele körpereigene Stoffe – darunter auch
die chemischen Botenstoffe, die für psychische Vorgänge
zuständig sind – schon in winzigen Mengen, die durchaus
einer homöopathischen Verdünnung entsprechen, hoch-
wirksam sind. Oft erzielt man in der homöopathischen
Psychopharmakologie sogar mit den hohen und höchsten Potenzen die tiefgreifendsten Wirkungen auf die
kranke Persönlichkeit.

Oft erzielt man mit den hohen und höchsten Potenzen die tief- greifendsten Wirkungen

Die Potenzierung der unverdünnten Wirkstoffe ist im
Homöopathischen Arzneibuch genau vorgeschrieben.
Bei uns potenziert man bevorzugt in der Zehner-(Dezi-
mal-)potenz, erkennbar am Zusatz D zur Wirkstoffbe-
zeichnung. Die Potenz D 1 entsteht, wenn man 1 Teil des
Wirkstoffs mit 9 Teilen Verdünnungsmittel (Wasser,
Alkohol, Milchzucker) mischt. Zur Potenz D 2 verdünnt
man 1 Teil D 1 mit 9 Teilen Verdünnungsmittel – und so

Homöopathisches Arzneibuch

fort, bis man die im Einzelfall richtige Potenz erreicht hat, die für die Wirkung von großer Bedeutung ist.

!

> Das gleiche Mittel kann in der falschen Potenz überhaupt keine Wirkung zeigen, in der individuell richtigen aber hochwirksam sein.

Seltener wird bei uns in der Hunderter-(Centesimal-)-Potenz verdünnt, die man am Zusatz C erkennt. C 1 erhält man aus 1 Teil Wirkstoff, der mit 99 Teilen Verdünnungsmittel vermischt wird, C 2 aus der Verdünnung von C 1 mit 99 Teilen Verdünnungsmittel. Gelegentlich gebraucht man auch LM-Potenzen, bei denen im Verhältnis 1 : 50.000 verdünnt wird.

D-Potenzen

Die D-Potenzen teilt man in folgende Gruppen ein:
- Urtinktur – D 6 gelten als tiefe Potenzen, die zum Teil noch ähnlich wie schulmedizinische Gegenmittel wirken und vor allem zur raschen Linderung der Symptome verwendet werden
- D 7 – D 12 bezeichnet man als mittlere Potenzen, die bei akuten Störungen angezeigt sind und durch schwache Reize heilend wirken.
- D 13 – D 21 sind hohe Potenzen, mit denen man tiefgreifende Wirkungen erzielt, die weit über die Linderung von Symptomen hinausgehen; insbesondere kommen sie auch bei chronischen Krankheiten meist in Frage.
- D 22 und höhere Potenzen (bis D 1000 oder noch mehr) können als sehr hohe Potenzen besonders umfassend auf die Krankheitsursachen wirken, obwohl sie rein rechnerisch nicht einmal mehr 1 Molekül des Wirkstoffs enthalten; sie wirken durch „Informationen", die darin enthalten sind.

Genau vorgeschriebenes Schütteln

Sehr wichtig bei der Zubereitung homöopathischer Potenzen ist auch das genau vorgeschriebene Schütteln. Dadurch wird nicht nur der Wirkstoff gut mit dem Verdünnungsmittel vermischt. Vielmehr werden nach der homöopathischen Lehre durch diese mechanische Einwirkung die Eigenschaften der Wirkstoffe verändert und ihre Heilkräfte entwickelt und verstärkt. Das ist zwar nicht wissenschaftlich exakt nachweisbar, ergibt sich aber aus der praktischen Erfahrung; nicht wenige homöopathische Wirkstoffe sind ohne die Potenzierung mit Schütteln therapeutisch wertlos, erst nach der Verarbeitung entfalten sie ihre Heilkräfte.

„Informationen" zur Selbstregulierung des Seelenlebens

Es fällt schwer, sich eine solche Wirkung vorzustellen

Auch wenn man noch akzeptiert, daß die Verdünnung homöopathischer Wirkstoffe durch schwache Reize die körpereigenen Heilregulationen in Gang setzt, fällt es doch schwer, sich eine solche Wirkung vorzustellen, wenn sich in hohen und höchsten Potenzen überhaupt kein Molekül des Wirkstoffs mehr im Arzneimittel befindet, das einen heilenden Reiz setzen könnte.

Auch diese Mittel sind in der Praxis zweifellos wirksam, bei chronischen Krankheiten und psychischen Störungen oft sogar besonders gut. Das erklärt man häufig leichthin als Placeboeffekt, also aus dem bloßen Glaube des Patienten an die Wirkung. Aber so einfach darf man sich die Erklärung nicht machen, auch wenn der Placeboeffekt (der ja nicht verwerflich ist) sicher in der Homöopathie wie in der Schulmedizin eine nicht geringe Rolle spielt. Auch bei Tieren, bei denen ein Placeboeffekt auszuschließen ist, sind nämlich die hohen und höchsten Potenzen ebenfalls wirksam.

Erklärung

Eine Erklärung dafür gibt es bisher nicht. Vermutet wird, daß die „Informationen" der Wirkstoffe, die zur Selbstregulierung führen, auf noch unbekannte Weise in das Verdünnungsmittel übergehen. Sie bleiben dann auch darin erhalten, wenn vom Wirkstoff nichts mehr vorhanden ist.

Vorbehalte der Schulmedizin

Diese Hypothese wird freilich von der Schulmedizin heftig angefeindet. Aber es gibt mittlerweile erste Untersuchungen vor allem aus der Physik, die diese Erklärung bestätigen könnten. Vielleicht wird die als exakte Naturwissenschaft anerkannte Physik eines Tages dazu beitragen, auch diese Frage zu klären und die Vorbehalte der Schulmedizin als Vorurteile zu entlarven. Bis dahin kann man sich getrost mit der Feststellung begnügen „wer heilt, hat recht", auch wenn die Heilung wissenschaftlich nicht zu erklären ist.

Klassische und Komplexhomöopathie

Die klassische Homöo-pathie erfordert viel Erfahrung und Zeit

Die bisher vorgestellte klassische Homöopathie nach Hahnemann erfordert viel Erfahrung und Zeit; denn es ist oft nicht einfach, das eine, individuell richtige Mittel für den Patienten zu finden, das die Krankheitsursachen bei ihm beseitigen kann. Deshalb entwickelten Nachfolger Hahnemanns die wesentlich einfachere Komplexhomöopathie.

Von den orthodoxen Homöopathen wird sie abgelehnt, weil durch die Kombination mehrerer Wirkstoffe ein neuer, zusammengesetzter Arzneistoff entsteht, der zunächst erst geprüft werden müßte.

Komplexhomöopathie

In der Praxis hat sich die Komplexhomöopathie aber oft ähnlich gut wie die klassische Homöopathie bewährt. Vor allem erlaubt sie auch unerfahrenen Therapeuten eine homöopathische Behandlung, teilweise kann sie auch zur Selbsthilfe genutzt werden.

Die homöopathischen Komplexmittel enthalten mehrere Wirkstoffe

Die homöopathischen Komplexmittel enthalten nicht nur einen, individuell für den einzelnen Patienten ausgewählten, also „maßgeschneiderten" Wirkstoff, sondern mehrere (meist 2–6). Dabei handelt es sich um Stoffe, die bei der Mehrzahl der Menschen, die an der gleichen Krankheit wie der Patient litten, meist als Einzelmittel gut wirksam waren. Indem man sie zusammen in einem Arzneimittel verabreicht, wird man damit wahrscheinlicher auch das im konkreten Einzelfall individuell richtige Mittel zuführen, ohne erst lange danach suchen zu müssen. Aber auch wenn sich das genau richtige Einzelmittel nicht darunter befindet, sondern nur mehrere annähernd passende, erzielt man eine gute Wirkung, weil sich die nicht genau passenden einzelnen Wirkstoffe ergänzen und verstärken.

Ein Versuch mit Komplexmitteln empfiehlt sich, wenn es auf eine rasche Wirkung ankommt

Ein Versuch mit Komplexmitteln empfiehlt sich oft, wenn es auf eine rasche erste Wirkung ankommt. Erzielt man nicht den erhofften Erfolg damit, muß allerdings auf klassische Homöopathie umgestellt werden. Bei ernsteren psychischen Störungen sind die Komplexmittel häufig nicht so überzeugend wie das individuelle Einzelmittel wirksam.

Die Komplexmittel werden meist als Fertigarzneimittel unter verschiedenen Handelsnamen in Apotheken abgegeben, während die Einzelmittel immer nur die Wirkstoffbezeichnung mit der Potenz tragen. Manche Therapeuten stellen Komplexmittel auch selbst zusammen. Zur Selbstbehandlung zieht man stets die fertigen Medikamente vor, die genau nach Gebrauchsanweisung verabreicht werden.

Möglichkeiten und Grenzen homöopathischer Psychopharmaka

Die homöopathische Regulationstherapie wird oft als Heilverfahren mißverstanden, das bei leichteren Krankheiten schon etwas bewirken kann, nicht aber bei ernsten Erkrankungen, die massiv durch chemische Gegenmittel unterdrückt werden müssen.

Die praktische Erfahrung beweist, daß die Homöopathie auch bei schweren Leiden erfolgreich ist

Die praktische Erfahrung beweist jedoch, daß die Homöopathie auch bei schweren Leiden – etwa bei Psychosen – durchaus erfolgreich eingesetzt werden kann. Ihre Ergebnisse fallen oft sogar wesentlich günstiger als bei der üblichen chemischen Therapie aus, obwohl man zum Beispiel bei Schizophrenie wohl kaum mit einer Heilung rechnen kann.

Die Möglichkeiten der Homöopathie, psychische Störungen durch „Informationen" zur Selbstregulierung zu beeinflussen, sind insbesondere beim Gebrauch von Hochpotenzen recht günstig. Gerade die im feinstofflichen Informationsbereich wirksamen hohen Potenzen beeinflussen die biochemischen Veränderungen, die seelischen Krankheiten wohl immer zugrunde liegen. Aller-

Eine psychische Störung läßt sich nicht von heute auf morgen dramatisch bessern

dings muß man dazu etwas Geduld aufbringen; denn eine psychische Störung, deren Ursachen vielleicht weit in die Kindheit zurückreichen, läßt sich natürlich nicht von heute auf morgen dramatisch bessern. Und es versteht sich von selbst, daß bei ernsteren seelischen Störungen nur der Therapeut eine solche Behandlung durchführen darf.

Da es einige Zeit dauert, bis die Selbstregulierung wirksam wird, sind homöopathische Mittel bei akuten schweren seelischen Krisen – zum Beispiel lähmenden Angstanfällen, Wahnzuständen oder Selbstmordgefährdung – zunächst allein nicht ausreichend. In solchen Fällen ist es gerechtfertigt und im Interesse eines gefährdeten Patienten sogar geboten, zur raschen Unterdrückung der Symptomatik chemische Psychopharmaka zu verabreichen. Nach Besserung kann dann auf die homöopathische Langzeittherapie umgestellt werden.

Homöopathische Psychopharmaka können nicht bei jedem seelischen Leiden helfen

Trotz der insgesamt erfolgversprechenden Anwendung homöopathischer Psychopharmaka können sie nicht bei jedem seelischen Leiden helfen und heilen. Vor allem Psychosen durch hirnorganische Veränderungen lassen sich auch homöopathisch nur wenig beeinflussen; dabei bestehen organische Dauerschäden, die durch Selbstregulierung auch nicht mehr beseitigt werden können. Ob zur Milderung der Symptome homöopathische oder chemische Psychopharmaka erforderlich sind, muß je nach Einzelfall entschieden werden.

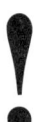

Die zahlreichen leichteren psychischen und psychosomatischen Krankheiten hingegen sprechen meist auf die alleinige homöopathische Behandlung gut an. Man muß dazu nur etwas mehr Geduld als bei chemischen Psychopharmaka aufbringen. Dann besteht aber die Chance, daß eine grundlegende Veränderung der Persönlichkeit erreicht wird, die auch zukünftig besser vor seelischen Störungen schützen kann.

Durchführung der homöopathischen Therapie

Rezeptfrei in Apotheken erhältlich

Die meisten homöopathischen Wirkstoffe sind rezeptfrei in Apotheken erhältlich, weil sie keine unerwünschten Nebenwirkungen verursachen. Sie werden unter der Wirkstoffbezeichnung mit Angabe der jeweiligen Potenz angeboten, z. B. *Valeriana D 4,* das bedeutet Baldrian in der 4. Dezimalpotenz.

Die Komplexmittel aus mehreren Wirkstoffen können ebenfalls mit der Bezeichnung des Hauptwirkstoffs angeboten werden, zusätzlich steht daneben dann meist *compositum* (= zusammengesetzt), was zum Ausdruck bringt, daß sich neben dem Hauptwirkstoff noch andere Bestandteile darin befinden, z. B. *Valeriana compositum* mit Baldrian als wichtigstem Wirkstoff. Zum Teil tragen die Komplexmittel aber – wie andere Fertigarzneimittel – auch einen geschützten Handelsnamen, der von den darin enthaltenen Bestandteilen unabhängig ist.

Zubereitungsformen

Zu den häufigsten Zubereitungsformen gehören Tropfen (Dilutionen) mit Weingeist oder Tabletten mit Milchzucker. Außerdem gibt es die pulverförmigen Verreibungen (Triturationen) und Streukügelchen (Globuli) sowie zur Injektion durch den Therapeuten die Ampullenzubereitungen. Für den Hausgebrauch eignen sich Tropfen, Tabletten und Globuli am besten.

Dosierung

Für die Dosierung gilt als Maßeinheit die „homöopathische Gabe", also die durchschnittlich wirksame Menge. Sie besteht aus 1 Tablette, 5 – 10 Tropfen, 7 – 10 Globuli oder 1 Messerspitze der Verreibung.

Eingenommen wird die einzelne Dosis am besten jeweils $1/2 - 1$ Stunde vor den Mahlzeiten, bei häufigerer Anwendung auch zwischen den Mahlzeiten. Einschlafmittel gibt man etwa 1 Stunde vor dem Schlafengehen, bei Bedarf zusätzlich, wenn man während der Nacht erwacht. Damit ein Teil der Wirkstoffe bereits durch die Mundschleimhaut aufgenommen wird, behält man das Arzneimittel etwa 1 Minute lang im Mund, Tabletten so lange, bis sie sich aufgelöst haben.

Wie oft eine „homöopathische Gabe" am Tag verabreicht

wird, hängt von der Art der Krankheit ab. Grundsätzlich gelten dazu folgende Richtlinien:

● Bei akuten Krankheiten einleitend alle 1 – 2 Stunden 1 Gabe bis zur Besserung, danach 3 – 5mal täglich 1 Gabe bis zur Heilung; hauptsächlich verwendet man tiefe Potenzen, die rasch die Symptomatik lindern.

● Bei subakuten Krankheiten, die mit abgeschwächten Symptomen verlaufen, aber noch nicht als chronisch anzusehen sind, 3mal täglich 1 Gabe, meist mittlere Potenzen.

● Bei chronischen Krankheiten täglich nur 1 – 2 Gaben, vornehmlich höhere Potenzen, über einen längeren Zeitraum.

● Bei sehr langwierigen Krankheiten, zum Beispiel chronischen Depressionen und Psychosen, nur 1 – 3mal wöchentlich 1 Gabe, und zwar bevorzugt hohe und höchste Potenzen.

● In akuten Notfällen, etwa bei plötzlichen starken Angst- oder Erregungszuständen, alle 10 – 20 Minuten 1 Gabe bis zur Besserung; danach Weiterbehandlung wie bei akuten oder subakuten Zuständen.

Von diesem allgemeinen Dosierungs- und Einnahmeschema weicht man nur ab, wenn der Therapeut das ausdrücklich verordnet hat.

Selbsthilfe bei leichteren psychischen Störungen

Obwohl sich homöopathische Heilmittel dank ihrer guten Verträglichkeit zur Laientherapie besonders zu eignen scheinen, kommt die Selbsthilfe nur bedingt in Frage. Einer der Gründe dafür besteht darin, daß zunächst eine genaue Diagnose gestellt werden muß – und die fällt den Betroffenen bei psychischen Störungen oft noch schwerer als bei körperlichen Krankheiten, weil sie die Augen vor unangenehmen Einsichten verschließen. Hinzu kommt, daß die Auswahl des individuell richtigen Mittels sowie die im Verlauf der Behandlung oft notwendige Anpassung der Therapie an die Reaktionen des Seelenlebens auch dem erfahrenen Fachmann nicht immer leichtfällt, so daß der homöopathische Laie dadurch häufig überfordert wäre.

Die Folge einer unsachgemäßen Laientherapie besteht zwar „nur" darin, daß keine Wirkung eintritt, aber dieses Risiko kann bei einer ernsteren Erkrankung nicht hingenommen werden.

Deshalb beschränkt sich die Selbsthilfe auf seelischnervöse Störungen, die offensichtlich einfach verlaufen, insbesondere auf allgemeine Nervosität und damit verbundene Schlafstörungen oder auf kurze reaktive depressive Verstimmungen durch äußere Einflüsse.

Wenn stärkere psychische Symptome bestehen, die erheblichen Einfluß auf das gesamte Leben nehmen, oder gar Wahnvorstellungen, akute Selbstmordgefahr und ähnliche schwerwiegende Anzeichen vorliegen, darf nie selbständig behandelt werden. Der Patient wird dann ohnehin kaum mehr dazu in der Lage sein, weil es ihm oft an Krankheitseinsicht oder am Antrieb zur Selbstbehandlung mangelt, aber auch die Angehörigen dürfen keine Therapieversuche unternehmen.

Den Fachmann zuziehen

Auch bei psychosomatischen Krankheiten sollte der Fachmann immer zugezogen werden, selbst wenn nur erträgliche Symptome an verschiedenen Organsystemen bestehen. Nur er kann durch Untersuchung sicher klären, ob tatsächlich eine seelisch-nervöse Funktionsstörung oder nicht doch eine körperliche Erkrankung besteht, die natürlich anders behandelt werden muß.

Individuelle Behandlung durch den Therapeuten

Der erfahrene homöopathische Fachmann bietet die beste Gewähr dafür, daß eine auf den einzelnen Patienten zugeschnittene Behandlung mit dem richtigen Arzneimittel erfolgt. Dazu ist eine aufwendige Untersuchung notwendig. Bei ihr geht es nicht allein um den körperlichen Zustand und die seelisch-nervösen Beschwerden, der Homöopath versucht auch, so gut wie möglich die

Aufwendige Untersuchung ist notwendig

45

persönlichen Lebensumstände und die Entwicklung eines Menschen zu erfassen. Das setzt voraus, daß der Patient so offen, wie seine psychische Störung es zuläßt, auch über schmerzliche Erinnerungen und beschämende Ereignisse spricht. Nur dann ist der Therapeut in der Lage, das individuell „maßgeschneiderte" Mittel auszuwählen, das die beste Wirkung verspricht.

Wenn psychisch Kranke in einer akuten schweren Krise (z. B. Angst-oder Erregungszustände) oder bei Psychosen nicht mehr genügend ansprechbar sind, um eine umfassende Untersuchung durchzuführen, muß der Therapeut meist nach dem Augenschein und den Angaben von Angehörigen zunächst ein am ehesten passendes Standardmittel anwenden, vielleicht auch chemische Psychopharmaka zur raschen Unterdrückung der schlimmsten Symptome einsetzen, damit der Kranke wieder zugänglich wird.

Überwachung der Behandlung

Die fachmännische Behandlung wird in unterschiedlichen Abständen immer wieder überwacht. Diese Termine müssen stets genau eingehalten werden (Angehörige seelisch Kranker sind dafür mitverantwortlich); denn oft erweist es sich im Verlauf der Therapie als notwendig, individuell ein anderes Mittel zu verordnen. Das zunächst eingesetzte kann zu Heilreaktionen führen, die nur durch eine angemessene Änderung der Behandlung fortgesetzt werden können.

Reaktionen auf die Therapie

Zu Beginn einer homöopathischen Behandlung läßt sich kaum voraussehen, wie der Patient individuell darauf reagiert. Wenn das genau passende Mittel ausgewählt wurde, kann es zur *Erstverschlimmerung* kommen. Dabei verstärken sich die Symptome für Stunden bis wenige Tage, oder das Allgemeinbefinden wird beeinträchtigt.

Erstverschlimmerung

Diese Reaktionen, so unangenehm sie im Einzelfall auch sind, dürfen nicht massiv durch chemische Arzneimittel unterdrückt werden. Sie zeigen nämlich an, daß die

Selbstregulierung in Gang kommt, gewissermaßen ein Kampf zwischen den Krankheitsursachen und den angeregten Selbstheilungskräften tobt, den man nicht medikamentös unterbrechen darf.

Meist genügt es in solchen Fällen, die Dosierung des homöopathischen Mittels vorübergehend zu verringern oder kurz darauf zu verzichten, um dann mit geringerer Dosis erneut zu beginnen, das entscheidet der Therapeut. Oft kann man die kurze Erstverschlimmerung auch ohne jegliche Maßnahmen leicht überstehen. Als uner-

Sie ist eine erwünschte wünschte Nebenwirkung darf sie nicht verstanden wer-
Heilreaktion den, sondern im Gegenteil als erwünschte Heilreaktion.

Weitere Reaktionen Als weitere Reaktionen können bei homöopathisch behandelten psychischen Störungen oft Symptome auftreten, die dem jetzigen Krankheitsbild vorangingen, zum Beispiel längst verdrängte Angsterlebnisse. Auch das ist unangenehm, aber nützlich; man erkennt daran, wie tiefgreifend die Homöopathie wirkt, wenn sie auch den Panzer langjähriger schädlicher Verdrängungen wieder aufbrechen kann. Dem Therapeuten bieten solche Reaktionen die Möglichkeit, durch Änderung der Behandlung gezielt gegen die früheren Einflüsse vorzugehen, die mit zum jetzigen Zustand beitrugen. Der Patient erweitert dadurch seine Selbsterkenntnis und kann wieder bewußt gewordene Inhalte endlich verarbeiten, wonach sie ihren störenden Einfluß verlieren.

Homöopathie und Psychotherapie

Chemische Psychopharmaka stehen einer psychotherapeutischen Behandlung oft im Weg. Sie nehmen dem Patienten seinen seelischen Leidensdruck, so daß er kaum mehr motiviert ist, sich einer meist längeren und nicht immer angenehmen Psychotherapie zu unterziehen.

Homöopathie kann Im Gegensatz dazu kann die Homöopathie eine Psycho-
eine Psychotherapie nie therapie nie behindern, wohl aber überflüssig machen,
behindern weil die biochemischen Ursachen der seelischen Krank-

heit dadurch beseitigt werden. Wenn eine Psychotherapie trotzdem angezeigt ist, wird sie durch homöopathische Mittel oft sogar begünstigt; denn dadurch werden verdrängte Erfahrungen, die das seelische Befinden aus dem Unbewußten stören, wieder bewußt gemacht.

Sie ist problemlos mit psychotherapeutischen Maßnahmen zu kombinieren

Deshalb ist die Homöopathie im Einzelfall problemlos mit psychotherapeutischen Maßnahmen – z. B. Gesprächstherapie, Psychoanalyse, Körperpsychotherapien wie Bioenergetik oder Verhaltenstherapie – zu kombinieren. Die homöopathischen Mittel bilden dann die Grundlage der Behandlung, die Psychotherapie hilft, die bewußt werdenden Krankheitsursachen wieder zu verarbeiten. Somit wird eine ganzheitliche Behandlung möglich, die nicht nur akute Symptome beseitigt, sondern auch vor Rückfällen schützt.

Psychische Störungen – eine moderne „Zivilisationsseuche"

Störungen des Seelenlebens sind heute weit verbreitet. Das erklärt sich mit aus den geänderten Lebensbedingungen des heutigen Menschen, die psychisch krank machen. Jahrhundertealte soziale Strukturen haben sich in den letzten Jahrzehnten tiefgreifend verändert, lange gültige Wert- und Moralvorstellungen gerieten ins Wanken, die Arbeitswelt hat sich grundlegend gewandelt. Zweifellos brachten diese Veränderungen auch viele Vorteile, zum Beispiel die Entlastung von schwerer körperlicher Arbeit oder die Beseitigung überholter sozialer Regeln und Normen in der Partnerschaft und Sexualität. Aber sie hinterließen auch Verunsicherung und Orientierungsverlust, so daß viele Menschen am Sinn ihres Lebens zweifeln, für den es keine festen Maßstäbe mehr gibt. Zusammen mit dem übermäßigen Streß durch Hektik und Reizüberflutung des Alltags begünstigt das die starke Zunahme psychischer Störungen.

Verbreitung seelischer Krankheiten

Nur noch etwa 10 % der Bevölkerung sind seelisch völlig gesund

Wenn man manchen Fachleuten glaubt, können heute nur noch etwa 10 % der Bevölkerung bei uns als seelisch völlig gesund angesehen werden. Bei den restlichen 90 % sollen unterschiedlich stark ausgeprägte psychische Störungen bestehen.

49

Bei diesen auf den ersten Blick erschreckenden Zahlen darf man aber nicht übersehen, daß es sich in der Mehrzahl der Fälle um keine behandlungsbedürftigen seelischen Krankheiten, sondern um leichtere Störungen des psychischen Befindens ohne Krankheitswert handelt, z. B. chronische Nervosität, depressive Verstimmungen, einfache Verhaltensstörungen oder Neigung zur Überängstlichkeit.

Damit können viele der Betroffenen ganz gut leben, weil sie sich mit ihren Besonderheiten abgefunden haben. Ob sie aber ein aktives, glückliches Leben führen, in dem sie sich entwickeln und entfalten können, erscheint oft fraglich; deshalb kann auch bei fehlendem oder geringem Leidensdruck homöopathische Hilfe angezeigt sein.

Depressionen

Zu den häufigsten seelischen Störungen mit Krankheitswert gehören Depressionen. Weltweit leiden etwa 200 Millionen Menschen darunter, besonders viele in den westlichen Industrienationen. In manchen großstädtischen Wohngebieten liegt der Anteil depressiver Kranker sogar bei 40 % der Bevölkerung. Insgesamt geht man weltweit von 2 – 5 % depressiv Kranken aus.

Schizophrenie

Auch die Schizophrenie, die zu den „Geisteskrankheiten" (Psychosen) gehört, ist weiter verbreitet, als allgemein bekannt ist. Man geht von 0,5 – 1 % Schizophrener in der Bevölkerung aus.

Psychosomatische Krankheiten

Besonders häufig kommen schließlich die psychosomatischen Krankheiten vor, bei denen durch seelische Einflüsse körperliche (somatische) Störungen auftreten, deren seelische Ursache nicht auf Anhieb erkennbar ist. Man schätzt, daß heute bei 40 – 70 % aller Menschen, die wegen körperlicher Beschwerden den Arzt aufsuchen, eine psychosomatische Krankheit besteht.

Vermutlich trägt das Seelenleben zu fast allen körperlichen Störungen bei

Vermutlich trägt das Seelenleben aber zu fast allen körperlichen Störungen bei, weil Körper und Seele eine Ganzheit bilden und sich ständig wechselseitig beeinflussen. Gerade die neuesten Untersuchungen über die Zusammenhänge zwischen biochemischen psychischen

Vorgängen und Immunfunktionen (Psycho-Neuro-Immunologie) beweisen ja, wie deutlich die Psyche die Abwehr- und Widerstandskräfte des Körpers gegen Krankheiten stärken oder schwächen kann.

Es gibt zu wenig Therapeuten

Dem Heer psychisch mehr oder minder stark gestörter Menschen stehen viel zu wenig Therapeuten gegenüber. So verwundert es nicht, daß die meisten psychischen Störungen von Medizinern ohne Fachausbildung durch chemische Psychopharmaka behandelt werden. Die Psychopharmaka der Homöopathie könnten dazu beitragen, diese Misere in der Versorgung psychisch Kranker zu beseitigen, aber sie werden noch viel zu selten verordnet.

Hauptursachen der psychischen Störungen

Wenn die Seele leidet, kann das vielerlei Ursachen haben. Oft lassen sie sich aus der lebensgeschichtlichen Entwicklung eines Menschen erkennen, wenn man sich genügend Zeit nimmt, sie genauer zu ergründen. Eine besonders wichtige Rolle spielen dabei häufig die ersten Lebensjahre, in denen der Mensch für sein ganzes weiteres Leben entscheidend durch die Erziehung geprägt wird. Fehler der Erziehung in dieser Zeit führen oft zu Fehlentwicklungen der Persönlichkeit und Neurosen, die das gesamte Leben überschatten. Ihre Ursachen werden unverarbeitet verdrängt, weil sie zu sehr schmerzen. Aber aus dem Unbewußten können sie später das Verhalten, Handeln und Fühlen, den ganzen Lebensplan eines Menschen stören.

Fehler der Erziehung führen oft zu Fehlentwicklungen der Persönlichkeit

Große Bedeutung haben auch die allgemeinen Lebensbedingungen

Große Bedeutung kommt auch den allgemeinen Lebensbedingungen in unserer modernen Gesellschaft zu. In der technisierten, automatisierten und rationalisierten Welt dominieren Verstand und Wille, während Gefühle, Intuitionen und andere „irrationale" seelische Vorgänge

51

nur privat im stillen Kämmerlein ausgelebt werden sollen. In dieser Welt „friert" der Mensch seelisch, muß er doch ständig wesentliche Teile seiner Persönlichkeit unter Kontrolle halten und unterdrücken, fühlt sich also nicht mehr als Ganzheit angenommen. Darunter leiden heute viele, werden vielleicht depressiv oder ziehen sich in die soziale Isolierung zurück.

Die Gesellschaft wirkt auf viele Menschen verunsichernd

Allgemein wirkt unsere Gesellschaft, die sich im Umbruch befindet, auf viele Menschen verunsichernd. Sie fühlen sich nicht mehr geborgen darin, finden keine tragfähigen Werte und Normen mehr in dieser Gesellschaft, an denen sie sich orientieren könnten. Die Frage nach dem Sinn des Lebens treibt deshalb immer mehr Menschen um, ohne daß sie eine überzeugende Antwort darauf finden könnten.

> Dieses unbefriedigte Sinnbedürfnis sehen manche Fachleute sogar als das zentrale psychische Problem des modernen Menschen, viel erschütternder als die – immer noch vorhandenen – Schwierigkeiten im Umgang mit der Sexualität, die zu Freuds Zeiten noch im Vordergrund standen.

Seelische Krankheiten können auch durch Erbanlagen hervorgerufen werden

Schließlich können seelische Krankheiten wahrscheinlich auch durch Erbanlagen hervorgerufen werden. Das gilt vermutlich vor allem für die manisch-depressive Krankheit, endogene Depressionen und Schizophrenie. Allerdings steht noch nicht endgültig fest, ob tatsächlich nur die Erbanlagen für diese Krankheiten verantwortlich sind.

Daneben gibt es noch viele andere mögliche Ursachen seelischer Störungen und Krankheiten. Da sie sich meist aus den individuellen Lebensbedingungen und Erfahrungen ergeben, kann hier aber nicht mehr weiter darauf eingegangen werden. Erkennen wird man diese persönlichen Ursachen oft erst, wenn eine fachmännische Psychotherapie durchgeführt wird.

Die häufigsten psychischen Beschwerden – Symptome und homöopathische Therapie

Die häufigsten seelisch-nervösen Beschwerden

Allgemeine Nervosität, oft begleitet von Schlafstörungen, depressive Verstimmungen als Reaktion auf äußere Umstände und psychosomatische Funktionsstörungen gehören zu den heute häufigsten seelisch-nervösen Beschwerden. Da sie in leichteren Fällen auch der homöopathischen Selbstbehandlung zugänglich sind, werden sie besonders ausführlich vorgestellt. Die anderen hier genannten psychischen Störungen gehören grundsätzlich in fachliche Therapie, Selbsthilfe durch homöopathische Psychopharmaka ist allenfalls ergänzend erlaubt, wenn der Therapeut selbst nicht die entsprechenden Mittel verordnet.

Die jeweils angezeigten homöopathischen Hauptmittel werden bei jeder Krankheit nur kurz angegeben. Die genauere Beschreibung des Arzneimittelbilds der einzelnen Wirkstoffe erfolgt im alphabetischen Verzeichnis der homöopathischen Psychopharmaka für den Hausgebrauch (ab Seite 129). Die Potenzangaben (z. B. D 6 – D 12 oder D 30 – D 200) bedeuten, daß man alle Potenzen in diesem Bereich verwenden kann, also D 6, D 7, D 8 usw. bis D 12 oder D 30, D 31, D 32 usw. bis D 200. In der Praxis gebraucht man allerdings bevorzugt bestimmte Potenzen ohne die dazwischenliegenden, also D 6 oder D 12 und D 30 oder D 200. Das beruht auf praktischer Erfahrung und soll bei der Selbsthilfe zur Vereinfachung beibehalten werden.

Nervosität und Schlafstörungen

Oft bestehen sie gleichzeitig

Mit diesen beiden Beschwerdebildern wird man in der täglichen Praxis am häufigsten konfrontiert. Oft bestehen sie gleichzeitig; denn wenn man aus Nervosität

53

abends nicht abschalten kann, schläft man natürlich
schlecht ein und / oder erwacht in der Nacht mehrmals.

Nervosität als Zeitkrankheit

Typische Krankheit des modernen Menschen

Die chronische Nervosität ist heute so weit verbreitet,
daß man sie als eine typische Krankheit des modernen
Menschen bezeichnen kann. Sie steht oft in enger
Beziehung mit Streß, Hektik und Reizüberflutung, die in
unserer Zeit allgegenwärtig geworden sind und viele
Menschen dauernd überfordern. An dieser Situation
kann eine medikamentöse Therapie zwar auch nichts
ändern, aber sie stabilisiert das seelische Gleichgewicht
und harmonisiert das Nervensystem, so daß man den
Belastungen wieder besser gewachsen ist.

Häufige Ursachen nervöser Störungen

Zahlreiche Ursachen

Hinter allgemeiner Nervosität können sich zahlreiche
Ursachen verbergen, die oft auch durch gründliche
Untersuchung nicht genau nachweisbar sind. Das gilt
vor allem dann, wenn die abnorme Reizbarkeit und
Schwäche des Nervensystems konstitutionell bedingt ist,
also zur Persönlichkeit des Betroffenen gehört. Dann
kommt ihr kein Krankheitswert zu. Häufig ist das der
Fall bei sensiblen Menschen, die für ihre erhöhte Emp-
fänglichkeit den Preis dauernder Nervosität zahlen müssen.
Tritt Nervosität erst im Verlauf des Lebens ein, steht sie
oft mit belastenden äußeren Lebensumständen in Beziehung. Dazu gehören insbesondere anhaltender hoher
Streß, der beruflich oder privat bedingt sein kann,
Konflikte und Enttäuschungen im zwischenmenschlichen Bereich, Sorgen und andere Probleme des Alltags.
Wenn sie länger bestehen, überfordern sie das Nervensystem und Seelenleben, so daß es zur unklaren Nervosität
kommt. Oft sind damit auch Funktionsstörungen innerer Organe (psychosomatische Krankheiten) verbunden,
die eine körperliche Krankheit vortäuschen können.
Als weitere seelische Ursachen kommen häufig ungünsti-

ge Milieueinflüsse in Frage. Dabei kann es sich um aktuelle Lebensumstände handeln, z. B. Partner- und Familienprobleme. Oft reichen die Wurzeln aber weit in die Kindheit zurück, vor allem Fehler der Erziehung oder emotionale Vernachlässigung im Kindesalter. Dann kann die Nervosität Folge einer damals begründeten neurotischen Fehlentwicklung sein. Da die Ursachen verdrängt wurden, erkennt man sie oft erst im Verlauf einer Psychotherapie wieder; eine solche Behandlung ist bei Nervosität allerdings nicht die Regel.

Schließlich kann Nervosität auch durch körperliche Ursachen entstehen und heilt dann erst, wenn die organische Störung beseitigt wurde. Häufig beobachtet man Nervosität während und nach körperlichen Krankheiten, bei Mangelernährung und durch hormonelle Veränderungen in der Pubertät oder während der Wechseljahre. Auch der Mißbrauch von Genußmitteln kann das Nervensystem „zerrütten", insbesondere das anregende Koffein, aber auch Alkohol und Nikotin.

Bei unklarer Nervosität, die sich nicht aus äußeren Umständen oder seelischen Einflüssen erklärt, sollte stets untersucht werden, ob dahinter eine behandlungsbedürftige organische Krankheit steht.

Das bunte Symptomenbild

Nervosität umfaßt verschiedene seelisch-nervöse und körperliche Störungen

Als unklarer Sammelbegriff umfaßt Nervosität verschiedene seelisch-nervöse und körperliche Störungen. Sie können alle auch aus anderen Ursachen entstehen; wenn man nicht ganz sicher aus den Umständen eine körperliche Krankheit ausschließen kann, sollte man bald eine Untersuchung veranlassen, um eine mögliche Erkrankung nicht unnötig zu verschleppen.

Unruhe und Unrast

Gereiztheit

Überempfindlichkeit

Zu den seelisch-nervösen Symptomen der Nervosität gehört vor allem die anhaltende Unruhe und Unrast mit Neigung, sich auch über Kleinigkeiten unangemessen aufzuregen. Hinzu kommen meist Gereiztheit und Launen, die rasch schwanken, was auch zu erheblichen Problemen mit der Umwelt führt. Die oft bestehende Überempfindlichkeit kann von Weinerlichkeit begleitet werden. Häufig leidet man auch noch an Wetterfühligkeit und kann nur schwer einschlafen.

Körperliche Symptome Fast immer werden diese Beschwerden von körperlichen Symptomen begleitet, die sie sogar überlagern und eine organische Krankheit vortäuschen können. Typisch sind vor allem nervöses Schwitzen, Kopfschmerzen, Schwindel, Ohrensausen, Durchblutungsstörungen mit Taubheit und Kribbeln in den Gliedern, Enge- und Druckgefühl in der Herzgegend, beschleunigter Puls, Magendrücken, Durchfall oder Verstopfung (oft abwechselnd). Die zahlreichen Beschwerden, die nicht alle gleichzeitig bestehen müssen, können natürlich auch die Leistungsfähigkeit deutlich vermindern. Häufig kommen Unlust, Antriebsschwäche, Gedächtnis- und Konzentrationsstörungen vor, außerdem abnorm rasche Ermüdbarkeit schon nach geringen Anstrengungen. Manchmal werden die Betroffenen dadurch sogar zeitweise arbeitsunfähig.

Homöopathische Tagessedativa

Die medikamentöse Therapie der Nervosität soll beruhigen, aber nicht müde machen Die medikamentöse Therapie der Nervosität soll beruhigen, aber nicht müde machen, damit die Leistungsfähigkeit nicht noch mehr vermindert wird. Das läßt sich durch chemische Beruhigungsmittel schwer erreichen, sie führen als Nebenwirkung oft zur unerwünscht starken Dämpfung. Deshalb eignen sich homöopathische Tagessedativa besser, die nicht massiv die Nervosität unterdrücken, sondern allmählich das Nervensystem und Seelenleben stabilisieren. Unter den zahlreichen

Homöopathische Mittel Mitteln, die individuell in Frage kommen, haben sich vor allem die folgenden bei vielen nervösen Menschen bewährt:

Acidum phosphoricum ● *Acidum phosphoricum D 3* hilft vor allem bei nervöser Schwäche durch Überforderung und Sorgen oder Schlafmangel, wobei oft Nachtschweiß und Appetitstörungen auftreten.

Ambra ● *Ambra D 3–D 30* wird vornehmlich Jugendlichen und alten Menschen mit nervöser Erschöpfung, Schlafstörungen, Schwindel, Neigung zum Erröten und Konzentrationsschwäche verabreicht.

Argentum nitricum	*Argentum nitricum D 6 – D 30* wirkt besonders deutlich auf das zentrale Nervensystem und hat sich dann bewährt, wenn neben der Nervosität noch depressive Verstimmungen, Ängste, Kopfschmerzen und Schwindel bestehen.
Avena sativa	*Avena sativa D 1 – D 2* (oder als Urtinktur) kann zur Langzeittherapie angezeigt sein, um das Nervensystem allgemein zu kräftigen, den Schlaf zu fördern und nervöse Erschöpfungszustände zu bessern, so daß die Leistungsfähigkeit wieder hergestellt wird; das Mittel wird bei Nervosität oft zusätzlich zu einem anderen Wirkstoff verordnet.
Coffea	*Coffea D 4 – D 30* wirkt in homöopathischer Zubereitung genau entgegengesetzt wie die Kaffeebohnen, also nicht aufputschend, sondern beruhigend. Man gibt das Mittel gerne zur raschen Linderung von Aufgeregtheit, Zittern, Herzbeschwerden, Kopfschmerzen und Schlafstörungen; meist wird es neben einem anderen Mittel eingesetzt, auch bei Nervosität durch zu reichlichen Kaffeekonsum.
Ferrum phosphoricum	*Ferrum phosphoricum D 6 – D 12* wird oft verwendet, wenn nervöse Durchblutungsstörungen und Herzklopfen bestehen, außerdem im Klimakterium bei Hitzewallungen.
Helonias dioica	*Helonias dioica D 4* kann bei nervöser Schwäche und Müdigkeit mit gereizt-niedergeschlagener Stimmungslage empfohlen werden, besonders wenn gleichzeitig Schwindel und Rückenschmerzen durch nervöse Verspannungen der Muskulatur bestehen.
Ignatia	*Ignatia D 6 – D 30* gehört zu den Hauptmitteln bei Nervosität mit depressiver Verstimmung und Gereiztheit; oft bestehen außerdem Schlaf-, Appetitstörungen, Herzklopfen und Herzstiche, Sehstörungen und Druck im Kopf.
Kalium phosphoricum	*Kalium phosphoricum D 6* wird bei nervöser Schwäche mit Kopfschmerzen, Gedächtnis- und Schlafstörungen als Folge chronischer Überarbeitung eingesetzt.

Magnesium phosphoricum

- *Magnesium phosphoricum D 6* hilft bei Nervosität mit Kopfschmerzen, Sehstörungen, verminderter geistiger Leistungsfähigkeit nach chronischer Überforderung (Streß) und depressiver Verstimmung; auch in nichthomöopathischer Zubereitung wird Magnesium oft als „Antistreßmineral" bei nervösen Beschwerden angewendet.

Nux vomica

- *Nux vomica D 4 – D 30* kommt vor allem für Menschen in Frage, deren chronische Nervosität durch anstrengende geistige Arbeit entstanden ist; sie leiden außerdem oft an Benommenheit, nächtlichem Erwachen, Kreuzschmerzen und Magen-Darm-Beschwerden. Häufig verzehren sie reichlich Fleisch, trinken zu viel Kaffee und / oder Alkohol und rauchen.

Phosphorus

- *Phosphorus D 6 – D 30* kann bei mageren, hochgewachsenen, blassen Patienten mit nervöser Schwäche, Gereiztheit, Schlafstörungen, Herz-Kreislauf-Beschwerden und Rückenschmerzen angewendet werden.

Selenium

- *Selenium D 12* ist besonders bei ausgeprägter nervöser Schwäche mit starkem Schlafbedürfnis, aber nur oberflächlichem, gestörtem Schlaf oft hilfreich; die Erschöpfungszustände können sich in typischen Fällen durch Sexualverkehr verschlimmern.

Sepia

- *Sepia D 6 – D 30* kommt vor allem bei deutlicher nervöser Unruhe in Frage, die sich durch körperliche Anstrengung bessert; zusätzlich bestehen oft Kopfschmerzen, Herzbeschwerden, Durchblutungsstörungen und Verstopfung.

Tabacum

- *Tabacum D 6* kann jenen nervösen Menschen helfen, die unter Kopfschmerzen, Übelkeit, Schwindel, schwachem, unregelmäßigem Puls, Enge- und Druckgefühl in der Herzgegend, kalten Gliedern, Durchfall und Schweißausbruch leiden. Versuchsweise gibt man das Mittel auch über längere Zeit – oft in Potenzen von D 20 – D 30 – bei Tabakmißbrauch zur Entwöhnung, um das Rauchverlangen zu vermindern und Entzugserscheinungen zu lindern; die Wirkung setzt dann aber voraus, daß man sich entschlossen hat, das Rauchen wirklich aufzugeben.

Tarantula

● *Tarantula D 6 – D 30* kommt bei allgemeiner nervöser Überreiztheit mit unruhigen Händen in Frage, die durch körperliche Bewegung verschlimmert wird; außerdem bestehen oft nervöse Zuckungen und Schlafstörungen.

Valeriana

● *Valeriana D 2 – D 4* (teilweise auch Urtinktur) eignet sich als eines der Hauptmittel gut zur Grundbehandlung der Nervosität, insbesondere bei Überreiztheit, Unruhe, schwankender Stimmung, schlechtem Schlaf, Magenbeschwerden und Blähungen.

Zincum metallicum

● *Zincum metallicum* oder *Zincum valerianicum D 4 – D 30* werden meist bei nervöser Unruhe mit Zittern und Zuckungen vor allem der Füße, Lähmungsgefühl im Rücken, Kopfdruck und Gedächtnisstörungen verwendet.

Verschiedene andere Maßnahmen

Neben der homöopathischen Behandlung sollen bei Nervosität noch verschiedene andere Maßnahmen angewendet werden. Wichtig ist insbesondere eine ruhigere, geregelte Lebensweise, die jede geistig-seelische Überforderung vermeidet. Mehr körperliche Anstrengung, die allmählich gesteigert wird, empfiehlt sich aber fast immer; denn sie trägt mit zur Stabilisierung des Nervensystems und Seelenlebens bei. Außerdem sollen regelmäßige Entspannungs- und Meditationsübungen (wie autogenes Training, Yoga) durchgeführt werden.

Vollwertige Ernährung

Schließlich muß man durch vollwertige Ernährung dafür sorgen, daß alle Nähr- und Vitalstoffe ausreichend zugeführt werden; für das Nervensystem sind insbesondere die Vitamine der B-Gruppe und der Mineralstoff Magnesium wichtig, die man vornehmlich durch Getreideprodukte aus vollem Korn ausreichend erhält. Kaffee und Nikotin sind zu meiden, Alkoholika allenfalls mäßig erlaubt (nie zur Beruhigung mißbrauchen).
Bestehen psychische Störungen als Grundursache der Nervosität, die man aus eigener Kraft nicht überwinden kann, hilft oft zusätzliche Psychotherapie, während körperliche Krankheiten vom Therapeuten gezielt durch andere Heilmittel behandelt werden müssen.

Die verbreiteten Schlafstörungen

Kommen oft gemeinsam mit Nervosität vor

Auch Schlafstörungen kommen heute sehr häufig vor, oft gemeinsam mit Nervosität. In den westlichen Industrienationen leidet etwa jeder 3. Bewohner häufiger oder ständig daran, vermehrt sind ältere Menschen betroffen. Ab und zu auftretende Schlafstörungen sind ohne Bedeutung, können aber vor allem dann rasch zum Problem werden, wenn man dagegen chemische Schlafmittel einnimmt, die innerhalb kurzer Zeit zur Abhängigkeit führen.

Was den Schlaf meist behindert

Ursachen

Den Schlafstörungen liegen meist ähnliche Ursachen wie der Nervosität zugrunde; denn was das Nervensystem überfordert und seelisch belastet, kann natürlich auch den Schlaf rauben. Streß, Hektik und Reizüberflutung des Alltags, seelische Konflikte, Sorgen und Probleme, Angstzustände und Depressionen spielen deshalb in vielen Fällen die Hauptrolle. Darüber wurde bei Nervosität (siehe dort) schon berichtet.

Äußere Umstände

Nicht selten liegt es aber auch an einfachen äußeren Umständen, wenn man schlecht schläft. Zu denken ist vor allem an ungünstige, zu laute, schlecht belüftete, kalte oder warme Schlafräume, durchgelegene Matratzen und Roste, knarrende Bettgestelle, zu schwere Federbetten oder zu spät eingenommene und schwere Mahlzeiten am Abend.

Erdstrahlen

Diskutiert wird außerdem der Einfluß geopathogener Zonen („Erdstrahlen") und elektromagnetischer Strahlung, die von elektrischen Leitungen im Schlafzimmer ausgeht; es scheint besonders bei empfindlichen Menschen ein Zusammenhang damit zu bestehen, aber er wurde noch nicht genügend erforscht.

Nicht vergessen darf man auch hier wieder den Bewegungsmangel bei einseitiger seelisch-geistiger Beanspruchung, der dazu führt, daß man sich zwar müde fühlt, aber körperlich nicht die notwendige „Bettschwere" für tiefen Schlaf erreicht.

Auch organische Krank- Schließlich können auch organische Krankheiten zu
heiten können zu Schlafstörungen führen. Dazu gehören vor allem fieber-
Schlafstörungen führen und schmerzhafte Erkrankungen, Arterienverkalkung
und niedriger Blutdruck mit Mangeldurchblutung des
Gehirns, Störungen der Atmung im Schlaf und Gehirn-
erkrankungen. Vor allem die Durchblutungsstörungen
bei Arterienverkalkung sind mit für die im Alter häufigeren Schlafstörungen verantwortlich.

Der Einfluß von Genußmitteln auf den Schlaf wird
Alkohol unterschiedlich erlebt. Alkohol kann einen künstlichen
Schlaf erzwingen, behindert aber den Traumschlaf, so
daß man auch dann nicht erholt erwacht, wenn man die
Nikotin ganze Nacht durchgeschlafen hat. Nikotin stört den
Schlaf oft durch die Reizung des Nervensystems und die
Koffein Störung der Durchblutung. Auf Koffein können viele
Menschen wegen der aufputschenden Wirkung schlecht
schlafen; bei manchen wirkt Kaffee vor dem Schlafenge-
hen aber fast wie ein Schlafmittel, weil er die Hirndurch-
blutung verbessert.

Formen der Schlafstörungen

Zu den häufigsten Formen der Schlafstörungen gehört
Behindertes Einschlafen das behinderte Einschlafen. Man liegt dann noch längere
Zeit wach, ehe man in den Schlaf sinkt, aus dem man –
weil er zu kurz ist – nicht genügend erholt erwacht. Diese
Form erklärt sich meist daraus, daß man mit dem
Schlafengehen geistig-seelisch nicht abschalten kann,
weiter Sorgen und Probleme wälzt und sich dadurch
immer mehr in Unruhe hineinsteigert.
Durchschlafstörungen Bei Durchschlafstörungen, die häufiger ältere Menschen
betreffen, wacht man ein- oder mehrmals in der Nacht
auf und findet danach nur schwer wieder in den Schlaf.
Auch dahinter können seelisch-nervöse Ursachen stehen, nicht selten zum Beispiel Angstträume, in denen
man Probleme und Konflikte durcharbeitet. Oft liegen
aber auch organische Ursachen zugrunde, vor allem
Herz-Kreislauf-Störungen mit verminderter Hirndurchblutung oder Störungen der Atmung.
Aufwachstörungen Aufwachstörungen äußern sich darin, daß man zunächst

zwar gut ein- und durchschläft, aber viel zu früh am Morgen aufwacht und vor dem Aufstehen nicht mehr in den Schlaf findet. Vielleicht liegt man auch längere Zeit wach und sinkt dann kurz vor dem Wecken nochmals in bleiernen Schlaf, der ebenfalls wenig erholsam ist. Im Lauf der Zeit kann sich daraus ein erhebliches Schlafdefizit entwickeln. Die Aufwachstörungen erklären sich oft aus Störungen der Hirndurchblutung am frühen Morgen, psychisch können dahinter zum Teil Ängste vor dem neuen Tag stehen.

Oberflächlicher Schlaf Schließlich kann man zwar die ganze Nacht durchschlafen, aber der Schlaf bleibt oberflächlich und deshalb wenig erholsam, so daß man nicht gut ausgeschlafen erwacht. Dazu kommt es oft bei Nervosität und psychischen Problemen, die zwar den Schlaf nicht unterbrechen, aber verhindern, daß man sich loslassen und tief entspannen kann. Außerdem ist noch an laute, schlecht belüftete, kalte oder überhitzte Schlafräume, schlecht ausgestattete Betten oder fieberhafte Krankheiten zu denken.

Alle Formen der Schlafstörung führen zur ungenügenden Erholung Alle Formen der Schlafstörung führen zur ungenügenden Erholung, man fühlt sich am nächsten Tag wenig ausgeruht, die Leistungsfähigkeit ist eingeschränkt, Nervosität, Gereiztheit und depressive Zustände kommen hinzu. Diese Folgen sind aber nicht weiter schlimm, wenn der versäumte Schlaf in den nächsten Nächten nachgeholt wird. Bei häufigeren oder chronischen Schlafstörungen dagegen verstärken sich nach und nach die obigen Folgen, zusätzlich treten Funktionsstörungen vor allem am Herzen und an den Verdauungsorganen auf, außerdem Tagträume und sogar Veränderungen der Persönlichkeit.

Lebensbedrohlich werden Schlafstörungen aber nicht, selbst wenn sie sehr lang bestehen; denn fast immer erzwingt der Körper ein Minimum an Schlaf, und sei es auch nur durch häufiges kurzes Einnicken am Tag.

Schlafmittel der Homöopathie

Ältere Menschen, die unter Schlafstörungen leiden, sollten vorsorglich bald eine Untersuchung vornehmen lassen, weil bei ihnen häufiger körperliche Ursachen vorliegen. Dann nützt es natürlich wenig, nur homöopathische Schlafmittel zu verwenden, zunächst müssen die organischen Ursachen gezielt behandelt werden, um die Voraussetzungen für besseren Schlaf zu schaffen.

Auch wer nur gelegentlich einmal unter Schlafstörungen leidet, braucht nicht gleich ein homöopathisches Schlafmittel zu verwenden. Oft helfen in solchen akuten Fällen *Pflanzliche Mittel mit Baldrian und Hopfen* pflanzliche Mittel mit Baldrian und Hopfen rascher, wenn man nicht eine Entspannungsmethode (wie autogenes Training) gut genug beherrscht.

Die homöopathischen Mittel sind in erster Linie zur Behandlung häufiger oder chronischer Schlafstörungen gedacht, die nicht durch eine körperliche Krankheit verursacht werden. Dazu haben sich hauptsächlich die folgenden gut bewährt:

Acidum phosphoricum
- *Acidum phosphoricum D 12* bei seelisch bedingten Schlafstörungen und ausgeprägter Müdigkeit am Tag.

Aconitum
- *Aconitum D 6 – D 12* bei Angstzuständen und Unruhe, die den Schlaf behindern, sowie bei Schlafstörungen durch fieberhafte Erkrankungen.

Argentum nitricum
- *Argentum nitricum D 12 – D 30* bei Schlafstörungen durch Streß und Überanstrengung.

Avena sativa
- *Avena sativa D 1 – D 4* gegen Nervosität und nervöse Erschöpfung, die den Schlaf behindern.

Coffea
- *Coffea D 12 – D 30* (manchmal bis D 200), wenn man geistig nicht abschalten kann und erregt ist.

Gelsemium
- *Gelsemium D 12* bei Schlafstörungen durch Überanstrengung und Kopfschmerzen mit Schwindel.

Ignatia
- *Ignatia D 12 – D 30,* wenn die Schlafstörungen durch Kummer und Sorgen entstehen.

Kalium carbonicum
- *Kalium carbonicum D 12 – D 30* bei frühem Erwachen gegen 3 Uhr morgens, insbesondere wenn man schweißgebadet erwacht, außerdem bei Schmerzen.

Lachesis

● *Lachesis D 12 – D 30,* wenn man zu früh aufwacht und nicht mehr in den Schlaf findet.

Nux vomica

● *Nux vomica D 4 – D 30* bei Schlafstörungen nach Kaffee, Nikotin oder Alkohol sowie bei allgemeiner Nervosität.

Passiflora

● *Passiflora D 1 – D 2* (oder als Urtinktur) zur allgemeinen Beruhigung und Förderung des Schlafs, insbesondere bei nervösen Schlafstörungen.

Phosphorus

● *Phosphorus D 30* bei Schlafstörungen durch Nervosität und nervöse Schwäche sowie Angst im Dunkeln (oft bei Kindern).

Pulsatilla

● *Pulsatilla D 12 – D 30,* wenn man am Tag müde, nachts aber zu unruhig ist; versuchsweise kann dieses Mittel auch bei hormonellen Störungen mit schlechtem Schlaf angewendet werden.

Silicea

● *Silicea D 30* bei Schlafstörungen, die mit Schwitzen verbunden sind.

Stramonium

● *Stramonium D 30* bei akuten Hirnkrankheiten mit Krämpfen und Wahnvorstellungen, bei Blutandrang zum Kopf, Fieber, nächtlichen nervösen Asthmaanfällen sowie im Alkoholdelirium.

Sulfur

● *Sulfur D 30* bei Schlafstörungen durch Verkalkung der Hirnblutgefäße mit Durchblutungsstörungen, besonders wenn die Füße heiß werden.

Valeriana

● *Valeriana D 1 – D 4* (oder als Urtinktur), ein symptomatisches Hauptmittel (ähnlich wie Passiflora), das den Schlaf bald bessern kann, aber die Ursachen nicht immer ausreichend beeinflußt; es wird vor allem bei nervöser Unruhe und Erregungszuständen als Ursachen der Schlafstörungen verwendet.

Zincum valerianicum

● *Zincum valerianicum D 4 – D 12,* wenn die Schlafstörungen von Unruhe vor allem in den Beinen begleitet werden.

Damit die homöopathischen Schlafmittel ausreichend wirken, muß man außerdem für ein richtig ausgestattetes Bett, ruhiges, gut belüftetes, nicht zu kaltes, aber auch nicht überhitztes Schlafzimmer (14 – 16 °C sind meist richtig) und Einhaltung des individuellen Schlaf-Wach-

Rhythmus (nicht zu früh, aber auch nicht zu spät zu Bett gehen, nicht zu lange schlafen wollen) sorgen.

Ausreichend Bewegung Ausreichend Bewegung sorgt für körperliche Ermüdung, darf aber nicht unmittelbar vor dem Schlafengehen zu anstrengend betrieben werden, sonst wird man oft wieder munter; 5 – 10 Minuten Gymnastik oder ein kurzer Spaziergang genügen vor dem Schlafengehen, das übrige Bewegungsprogramm absolviert man am besten am späten Nachmittag. Das Abendessen soll leicht sein und bis spätestens 19 Uhr eingenommen werden.

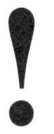

> Uneingeschränkt zu empfehlen sind auch Entspannungsübungen (vor allem autogenes Training) vor dem Einschlafen im Bett. Wenn man sie gut beherrscht, kann man rasch auf tiefe Ruhe umschalten und gut einschlafen. Das dauert aber einige Zeit, macht dann aber medikamentöse Schlafhilfen meist überflüssig.

Wassertreten nach Pfarrer Kneipp Schließlich seien noch die beruhigenden Wasseranwendungen empfohlen, vor allem das Wassertreten nach Pfarrer Kneipp. Dazu füllt man die Badewanne so hoch mit kaltem Wasser, daß es bis über die Mitte der Waden reicht, und geht ungefähr 2 Minuten darin auf und ab, bis sich ein angenehmes Wärmegefühl in den Füßen einstellt. Danach trocknet man die Füße sorgfältig ab und geht sofort zu Bett. Dadurch wird das Einschlafen oft sehr gut gefördert.

Körperliche und ernstere psychische Störungen des Schlafs erfordern fachliche Behandlung. Erst wenn solche Erkrankungen ausgeheilt sind, kann sich auch der Schlaf wieder bessern.

Auf Alkohol soll vor dem Schlafengehen grundsätzlich verzichtet werden Auf Alkohol soll am Abend vor dem Schlafengehen grundsätzlich verzichtet werden. Zwar kann er das Einschlafen erleichtern, aber er behindert auch den Traumschlaf; man kann mit Alkohol nie erholsam schlafen und erfrischt aufwachen, sondern betäubt sich damit nur, ähnlich wie durch ein chemisches Schlafmittel. Allenfalls 1 Glas Bier, das wenig Alkohol enthält, ist bei guter Verträglichkeit erlaubt (besser aber nicht jeden Abend) und kann durch den Gehalt an Hopfen den Schlaf fördern.

Endogene und reaktive Depressionen

Äußere Ursachen

Depressive Verstimmungen erleben die meisten Menschen ab und zu einmal. Meist erklären sie sich aus äußeren Ursachen, z. B. Enttäuschungen, Mißerfolge, Konflikte und Trennungen. Solche Depressionen gehen vorbei und helfen bei der Entwicklung und Reifung der Persönlichkeit, wenn man sie nicht medikamentös unterdrückt, sondern verarbeitet. Ungleich schwerer und länger verlaufen oft die Depressionen, für die man keine äußere Ursachen erkennt. Sie müssen behandelt werden, weil sie das ganze Leben erheblich beeinträchtigen.

Das Krankheitsbild der Depression

Veränderung der Stimmungslage

Im Mittelpunkt der typischen Symptome einer Depression steht die Veränderung der Stimmungslage. Sie muß aber nicht immer eindeutig zum Vorschein kommen, sondern kann durch andere seelische oder körperliche Beschwerden überlagert werden.

Veränderungen der Stimmungslage

Trauer, Schwermut und Niedergeschlagenheit

Das lateinische Wort deprimere (= herab-, niederdrücken) bringt die charakteristisch veränderte Stimmungslage eines depressiven Menschen sehr gut zum Ausdruck: Er empfindet Trauer, Schwermut und Niedergeschlagenheit, in ernsteren Fällen auch Hoffnungslosigkeit und Auswegslosigkeit aus seiner Situation. Das ganze Leben erscheint ihm „grau in grau“, ohne jede Freude und ohne Sinn.

Mit dieser niedergedrückten Stimmung verbunden ist die unterschiedlich stark ausgeprägte Antriebsschwäche und Energielosigkeit. Sie führt dazu, daß sich die Betroffenen nur schwer oder überhaupt nicht mehr zu irgendwelchen Aktivitäten aufraffen können. Deshalb finden sie oft nicht ohne Hilfe aus der Depression heraus.

> **!**
>
> Die wohlgemeinte Aufforderung der Mitwelt, sich mehr „zusammenzureißen", ist nutzlos; der Patient hat dazu nicht mehr die Kraft und Energie. Vielmehr wird er dadurch nur noch tiefer in die häufig bestehenden Schuldgefühle getrieben, weil er dem Rat der Mitmenschen beim besten Willen nicht folgen kann. Oft zieht er sich auch von der Umwelt zurück und gerät in soziale Isolierung, die seine Depression weiter verschlimmert.

Grübeleien

Selbstmitleid und Weinerlichkeit

In vielen Fällen wird die deprimierte Stimmungslage von Grübeleien, die meist um negative Erfahrungen, Schuld, Versagen und Krankheit kreisen, sowie von Selbstmitleid und Weinerlichkeit begleitet. Oft handelt es sich dabei um ziemlich bedeutungslose Ereignisse, z. B. einen kleinen Mißerfolg oder eine Enttäuschung, wie man sie im täglichen Leben immer wieder wegstecken muß. Aber in der depressiven Verstimmung gewinnen solche Erfahrungen eine übersteigerte Bedeutung, neben der die Erinnerung an die angenehmen Erlebnisse und Erfolge verblaßt.

Krankheitswahn

Auch körperlichen Mißempfindungen, die wir alle zwischendurch einmal spüren, mißt der depressive Patient zu große Bedeutung bei; das kann sich bis zum Krankheitswahn steigern. Durch vernünftige Argumente kommt man dagegen nicht an.

Der Depressive wird oft auch von den Mitmenschen im Stich gelassen

Depressionen können so schwer werden, daß der Betroffene wie gelähmt und den Anforderungen des Alltags nicht mehr gewachsen ist. Er zieht sich dann immer mehr in seine Krankheit zurück und wird oft auch von den Mitmenschen im Stich gelassen, denen er durch sein ständiges Klagen bald lästig fällt. Besonders übel nimmt die Umwelt dem Depressiven oft, daß er nicht auf die Aufmunterungsversuche reagiert – aber dazu ist man in einer Depression einfach nicht in der Lage.

Für viele Depressionen ist noch typisch, daß die Verstim-

Die Verstimmung ist beim Erwachen am ausgeprägtesten

mung morgens beim Erwachen am ausgeprägtesten besteht, sich im Tagesverlauf dann aber bessert. Das erklärt sich wahrscheinlich aus biochemischen Vorgängen, die einem bestimmten biologischen Rhythmus (innere Uhr) folgen.

Biochemische Störungen des Seelenlebens

Alle diese Veränderungen der Stimmungslage sind letztlich wahrscheinlich auf biochemische Störungen des Seelenlebens zurückzuführen. Dem Botenstoff Serotonin scheint dabei eine besonders wichtige Rolle zuzukommen, denn er ist für die Stimmung zuständig. Dafür spricht auch, daß etwa 70 % aller depressiven Menschen über Schlafstörungen klagen; Serotonin ist nämlich gleichzeitig am Schlaf-Wach-Rhythmus beteiligt. Diese biochemischen Veränderungen können anlagebedingt sein oder im Lauf des Lebens durch entsprechende Erfahrungen als Reaktion auftreten.

Weitere depressive Symptome

Neben der veränderten Stimmungslage treten bei Depressionen noch verschiedene andere Symptome auf. Sie lassen sich größtenteils auf die Antriebsschwäche und Energielosigkeit zurückführen. So gehen zum Beispiel während der Depression oft alle Interessen, die der Patient vorher hatte, weitgehend verloren. Das kann bis zur Vernachlässigung beruflicher und anderer Pflichten oder körperlicher Bedürfnisse (Ernährung, Sexualität, Körperpflege) reichen.

Antriebsschwäche und Energielosigkeit

Hemmung des Denkvermögens

Der allgemeinen Verlangsamung entspricht eine Hemmung des Denkvermögens. Sie wird häufig von erheblichen Konzentrationsstörungen begleitet, welche die geistige Leistungsfähigkeit deutlich vermindern.

Die körperlichen Bewegungsabläufe wirken ebenfalls verlangsamt, es kann aber auch zum übersteigerten Bewegungsdrang kommen. Oft arbeitet der Darm zu langsam, was zur Verstopfung führt, der Appetit ist verringert, das Körpergewicht ändert sich, allgemeine Verdauungsbeschwerden treten auf. Schließlich beobachtet man bei Depressiven oft niedrigen Blutdruck und Kopfschmerzen.

Agitierte Depressionen Bei agitierten (mit Erregung einhergehende) Depressionen wirken die Patienten nicht allgemein verlangsamt, das Gegenteil ist der Fall. Die oft ängstliche Unruhe führt dann zu rastlosen, sinnlosen Bewegungshandlungen, Unfähigkeit zum Stillsitzen, lautem Klagen und sogar zu ausgeprägten Erregungszuständen. Dadurch wird die zugrundeliegende Depression überlagert, so daß man sie oft lange Zeit nicht erkennt. Hinweise auf eine depressive Ursache ergeben sich aber vor allem durch die Einengung des Denkens auf depressive Inhalte, wie Schuld, Versagen und Krankheit.

Die Selbstmordgefahr

Wie stark eine Depression das Denken, Handeln und Fühlen eines Menschen beherrschen kann, wird am Suizidrisiko besonders deutlich. Wie schwer muß ein Mensch psychisch leiden, wie tief in Hoffnungslosigkeit versinken, damit er den Selbsterhaltungstrieb überwinden und Hand an sich selbst legen kann? Zwar stehen hinter einem Suizidversuch nicht immer Depressionen, aber von den jährlich rund 12.000 gelungenen Selbstmorden bei uns sind 60–70 % mit Sicherheit auf eine Depression zurückzuführen.

60–70 % der Selbstmorde sind auf eine Depression zurückzuführen

Das Suizidrisiko liegt im Zustand tiefer Depression in der Regel gering, weil es den Betroffenen dann oft am Antrieb und an der Energie dazu mangelt. In dieser Phase sprechen sie zwar häufig davon, mit dem Leben Schluß zu machen, aber richtig gefährlich wird es meist erst in der Übergangszeit, wenn die Stimmung noch depressiv ist, die Antriebskraft sich aber schon gebessert hat. Die neue Energie wird dann tragischerweise nicht selten gegen das eigene Leben gerichtet. Oft genug steht das sogar im Zusammenhang mit Antidepressiva, die zunächst den Antrieb, erst danach die Stimmungslage verbessern. Dem kann aber durch Verordnung der individuell richtigen Psychopharmaka (siehe Seite 75 ff.) vorgebeugt werden, die zunächst die Stimmung aufhellen, den Antrieb aber erst später steigern (wie Imipramin).

Gefährlich wird es meist in der Übergangszeit

Immer den Arzt informieren

Angehörige sollten den Arzt immer von Selbstmordandeutungen eines depressiven Menschen informieren, damit er das bei der Behandlung berücksichtigt. In schweren Fällen mit akuter hoher Selbstgefährdung kann zum Schutz des Patienten vor sich selbst sogar die Einweisung in eine psychiatrische Klinik erforderlich werden, wo er bis zur Besserung unter Beobachtung steht.

Gut 70 % aller Menschen, die einen Selbstmordversuch unternehmen (allein bei uns sind das jährlich über 200.000 Menschen), kündigen das vorher ihren Angehörigen oder anderen Menschen mehr oder minder offen

Vorherige Ankündigung wird nicht ernst genug genommen

an. Aber allzuoft werden sie nicht ernst genug genommen. Häufig deutet man das als „Erpressungsversuch", mit dem von der Umwelt etwas erzwungen werden soll. Das kann im Einzelfall natürlich zutreffen, aber ein psychologischer Laie vermag nie zuverlässig zu beurteilen, wie ernst solche Suizidankündigungen gemeint sind. Und selbst wenn „nur" versucht wird, etwas zu „erpressen", sich wichtig zu machen oder mehr Aufmerksamkeit und Zuwendung zu erhalten, muß man sich doch fragen: Wie sehr muß ein Mensch leiden, wenn er zu solchen Mitteln greift?

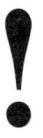

> Grundsätzlich gilt immer, daß jede Selbstmordankündigung ernst zu nehmen ist und fachliche Hilfe erfordert. Wenn wir alle das beachten, wird es viel weniger Selbstmordversuche und gelungene Suizide geben. Jeder Selbstmörder ist eine Anklage gegen die Gleichgültigkeit seiner Mitwelt.

Unerklärliche endogene Depressionen

Nicht durch äußere Einflüsse zu erklären

Diese Form der Depression entsteht von innen heraus (endogen), man kann sie also nicht durch äußere Einflüsse erklären. Als Ursachen werden vor allem biochemische Störungen angenommen, die möglicherweise angeboren sind. Ausgelöst können endogene Depressionen schon durch äußere Faktoren werden, diese sind aber nicht schwer genug, um die depressive Verstimmung als Ursache zu erklären.

Bei endogenen Depressionen kommt es meist nicht so ausgeprägt zur traurig-schwermütigen Verstimmung. Vielmehr leiden die Betroffenen vor allem unter quälen-der Gefühlsleere und -starre sowie Einengung des Denkens. Hinzu kommen erhebliche Störungen vitaler Funktionen, vor allem Appetit, Sexualität und Schlaf. Häufig folgen diese Depressionen deutlich einem biologischen Tagesrhythmus mit starken Symptomen am Morgen und Vormittag, die sich gegen Abend bessern.

Gefühlsleere und Einengung des Denkens

Die endogene Depression verläuft phasenhaft, bildet sich also nach unterschiedlich langer Dauer oft vollständig zurück, bis die nächste Phase auftritt. Beim bipolaren Verlauf wird die depressive Phase durch manische Zustände (siehe manisch-depressive Krankheit) unterbrochen.

Die endogene Depression verläuft phasenhaft

Depressive Verstimmungen aus äußerem Anlaß

Im Gegensatz zur unerklärlichen endogenen Form kann man die exogenen (von außen entstandenen) Depressionen aus den Reaktionen des Patienten auf ein äußeres Ereignis zurückführen. Zwar spielen äußere Einflüsse zum Teil auch bei endogenen Depressionen eine Rolle als Auslöser, aber bei der exogenen Form sind sie die Ursache. Die depressive Verstimmung steht also in angemessener Relation zu dem äußeren Anlaß und kann auch von der Mitwelt verstanden werden, während sie bei endogenen Formen unangemessen erscheint und von Dritten nicht nachvollziehbar ist.

Exogene Depressionen

Es gibt zahlreiche Ursachen einer exogenen Depression, z. B. Trennung von einem nahestehenden Menschen, Tod eines Angehörigen oder Freundes, finanzielle und berufliche Probleme oder eigene schwere Krankheiten. Auf solche Ereignisse reagiert praktisch jeder Mensch depressiv, und zwar je schwerer und länger, je gravierender die Ursache war. Wenn man versucht, das Ereignis zu verdrängen, kann man scheinbar rasch über die Depres-

Zahlreiche Ursachen

sion hinwegkommen, aber damit ist die Ursache nicht bewältigt. Sie wirkt aus dem Unbewußten fort.

> Deshalb ist es wichtig, die „Trauerarbeit" zu leisten, also die Depression durchzustehen, aus der man nach der Verarbeitung der psychischen Belastung gereift hervorgeht. Wenn man sich dem nicht stellt, kann die Depression sehr lange anhalten, oder es treten noch andere seelisch-nervöse Störungen (z. B. chronische Nervosität) auf.

Chemische Psychopharmaka behindern die „Trauerarbeit"

Chemische Psychopharmaka behindern die „Trauerarbeit", deshalb eignen sich die homöopathischen besser, die bei der Verarbeitung sogar helfen.

Die traurig-schwermütige Verstimmung überwiegt

Bei exogenen Depressionen überwiegt die traurig-schwermütige Verstimmung, das Denken kreist meist ständig um die Ursache. Am Morgen müssen die Beschwerden nicht so ausgeprägt sein, besonders schlimm werden sie oft erst nachts, können den Schlaf erheblich behindern und zu Angstträumen führen.

Sonderformen der Depression

Neben endogenen und exogenen Depressionen gibt es noch einige Sonderformen, die zum Teil nur schwer zu diagnostizieren sind.

Larvierte Depression

Larvierte Depression

Die lateinische Bezeichnung larviert bedeutet *versteckt,* die depressive Verstimmung kommt bei dieser Form also nicht klar zum Ausdruck. Im Vordergrund stehen körperliche Beschwerden, vor allem unklare Schmerzen im Kopf, am Herzen, im Schulter-, Nacken- und Armbereich oder im Kreuz. Ferner treten oft auch Appetit-, Verdauungsbeschwerden, Schlafstörungen, sexuelle Probleme, bei Frauen auch noch Beschwerden im Unterleib auf. In solchen Fällen hat der depressive Patient unbewußt seine psychischen Symptome auf den Körper übertragen.

Auch dem erfahrenen Therapeuten fällt es oft schwer, dahinter eine Depression zu erkennen. Wenn alle Untersuchungen ohne krankhafte Befunde bleiben und Arzneimittel nicht die erwartete Wirkung zeigen, kann häufig von einer larvierten Depression ausgegangen werden.

Hormonell bedingte Depression

Hormonell bedingte Depression

Die Hormondrüsen stehen in enger Wechselbeziehung mit dem Nervensystem und Seelenleben. Ihre Funktionen werden durch seelisch-nervöse Einflüsse mitbestimmt, umgekehrt können die Hormone das Seelenleben beeinflussen und Depressionen hervorrufen.

Zu hormonell bedingten Depressionen kommt es oft in Zeiten, in denen sich der Hormonhaushalt tiefgreifend verändert. Das ist bei beiden Geschlechtern in der Pubertät der Fall, bei Frauen außerdem während der Schwangerschaft und in der ersten Zeit nach der Geburt (Wochenbett) sowie in den Wechseljahren. Da diese Lebensphasen aber nicht nur zu hormonellen Veränderungen führen, sondern allgemein mit Änderungen des Lebens verbunden sind, lassen sich die häufiger auftretenden Depressionen wohl nicht allein auf die hormonelle Umstellung zurückführen, sondern auch auf Ängste und negative Vorstellungen, die mit der Lebensveränderung verbunden sein können.

Vor allem im Klimakterium kann eine Hormontherapie bei ernsteren Depressionen angezeigt sein. Meist genügen aber auch bei hormonellen Depressionen die homöopathischen Mittel.

Herbst-Winter-Depression

Herbst-Winter-Depression

Von Oktober / November bis März / April leiden besonders viele Menschen an unterschiedlich starken Depressionen. Zum Teil kann das als Reaktion wetterfühliger Patienten auf die Witterungsbedingungen erklärt werden, die in dieser Zeit vorherrschen, und auch die gefühlsbeladene Advents- und Weihnachtszeit mag im Einzelfall eine Rolle spielen.

Nach neueren Erkenntnissen stehen solche Depressionen zum Teil jedoch mit dem Lichtmangel in der dunklen Jahreszeit in Verbindung. Das Licht erzeugt offenbar über die Augen biochemische Veränderungen im Gehirn; wenn es an Licht mangelt, kann die Biochemie der Seele so gestört werden, daß Depressionen auftreten.

Diese Zusammenhänge sind noch nicht vollständig geklärt. Praktische Erfahrungen mit der Lichttherapie, die durch Bestrahlung mit Licht erfolgt, dessen Spektrum dem des Tageslichts entspricht, beweisen aber, daß typische Herbst-Winter-Depressionen allein durch Licht gut beeinflußt werden können. Wenn homöopathische Mittel nicht ausreichend gegen eine solche Depression wirken, kann ein Versuch der vom Arzt zu verordnenden Lichttherapie angezeigt sein.

Symptomatische Depressionen bei Krankheiten

Im Verlauf körperlicher Krankheiten oder danach in der Rekonvaleszenz treten oft Depressionen auf. Schon ein einfacher Schnupfen kann die Stimmung niederdrücken, erst recht natürlich eine ernste oder unheilbare Krankheit. Praktisch kann sich jede organische Erkrankung auch auf die Stimmungslage auswirken. Man fühlt sich unwohl, hat Schmerzen und Angst, ist vielleicht auch zur Bettruhe gezwungen und von der Fürsorge anderer abhängig oder muß sogar mit dem baldigen tödlichen Ausgang der Krankheit rechnen. Das wirkt sich deprimierend auf die Psyche aus.

Besonders oft kommen Depressionen bei Erkrankungen der Atemwege mit Atemnot, Herz-Kreislauf-Krankheiten, Krebsleiden und in der Rekonvaleszenz nach echter Grippe (Influenza) vor. Normalerweise verschwindet die Depression wieder, sobald die organische Krankheit geheilt wurde, eine antidepressive Therapie erübrigt sich meist. Bei chronischen, nichtheilbaren körperlichen Krankheiten dagegen kann die Therapie durch homöo-

pathische Antidepressiva angezeigt sein, denn die Depression verschlimmert oft das Krankheitsbild, schwächt die Abwehrkräfte und den Überlebenswillen.

Andere Formen depressiver Verstimmung

Zum Teil treten depressive Zustände als unerwünschte *Nebenwirkung von Arzneimitteln* auf. Oft ist das bei der Einnahme von Neuroleptika gegen Schizophrenie der Fall, wenn die schizophrenen Symptome allmählich abklingen. Ferner können Benzodiazepine, Schlafmittel, Kortison und andere Glukokortikoide, Sexualhormone, Herzglykoside und blutdrucksenkende Medikamente zur *pharmakogenen Depression* führen, aber auch noch viele andere Arzneimittel, die hier nicht mehr angeführt werden können (das ergibt sich aus dem Beipackzettel). Ob die Behandlung wegen der Depression abgebrochen werden muß, kann nur der Therapeut entscheiden; vor allem so wichtige Medikamente wie Herzglykoside darf man nie selbständig absetzen.

Schließlich ist noch der *depressive Wahn* zu nennen, der im allgemeinen bei endogenen Depressionen auftreten kann. Er wird gekennzeichnet durch depressive Inhalte des Denkens, das sich meist mit Schuld und Sühne, Verarmung, Krankheit und Versagen befaßt. Diese krankhaften Ideen werden stereotyp wiederholt und haben keinen Bezug zu den tatsächlichen Lebensumständen des Patienten, der sie aber zu einem in sich „stimmigen" Wahngebäude zusammengefügt hat. Darin ist er für vernünftige Argumente und Einsichten nicht mehr zugänglich. Diese besonders schwere Form der Depression kann zunächst den Einsatz chemischer Psychopharmaka rechtfertigen, damit der Wahn durchbrochen wird; zur Langzeittherapie kommen aber auch hier bevorzugt homöopathische Antidepressiva in Frage.

Homöopathische Antidepressiva

Die Homöopathie kennt zahlreiche antidepressive Wirkstoffe, so daß eine individuell auf die Ursachen und den Verlauf der Depression abgestimmte Therapie möglich ist. Eine so genau „maßgeschneiderte" Behandlung kann man mit chemischen Antidepressiva nicht durchführen. Um die Übersichtlichkeit zu verbessern, stellen wir die

Nebenwirkung von Arzneimitteln

Pharmakogene Depression

Depressiver Wahn

Eine individuell auf die Ursachen und den Verlauf der Depression abgestimmte Therapie ist möglich

Hauptmittel jetzt getrennt nach ihren wichtigsten Anwendungsgebieten vor.

Allgemeine Depressionsbehandlung:

Acidum nitricum
● *Acidum nitricum D 12 – D 30* bei Depressionen mit Angst, Gereiztheit und Überempfindlichkeit gegen jede Berührung.

Acidum phosphoricum
● *Acidum phosphoricum D 30* (oft auch D 200) bei chronischen Depressionen mit Sorgen, Zukunftsangst und Erschöpfungszustand.

Aurum metallicum
● *Aurum metallicum D 12 – D 30,* eines der Hauptmittel gegen Depressionen mit Neigung zum Grübeln, Wechsel von Melancholie und überschießender Aktivität, Suizidgefahr, häufig auch noch Herz-Kreislauf-Beschwerden.

Gelsemium
● *Gelsemium D 12 – D 30* bei übermäßigen depressiven Reaktionen auf äußere Einflüsse, die von ausgeprägter Nervosität und Angst bis zu Panikzuständen begleitet wird.

Ignatia
● *Ignatia D 30* (teilweise bis D 200) bei depressiven Angstzuständen, ausgeprägter Melancholie, Nervosität und Weinerlichkeit, insbesondere nach dem Verlust nahestehender Menschen sowie bei übersteigerten depressiven Reaktionen, die mit ungünstigen Kindheitseinflüssen in Beziehung stehen (Neurosen).

Lycopodium
● *Lycopodium D 30* (oft bis D 200) bei depressiven Verstandesmenschen, die ihre Gefühle übermäßig beherrschen, zur sozialen Isolierung neigen und Angst vor der Zukunft haben; ferner gut bewährt, wenn gleichzeitig Funktionsstörungen der Leber bestehen.

Natrium chloratum
● *Natrium chloratum D 30* (oder bis D 200) bei Depressionen mit Angst, Gereiztheit, niedrigem Blutdruck, Neigung zur Stuhlverstopfung und Bedürfnis nach Einsamkeit; auffällig ist oft das deutliche Verlangen nach Salz und das Schwächegefühl morgens gegen 11 Uhr.

Nux vomica
● *Nux vomica D 12 – D 30* (teilweise bis D 200), wenn die Depression morgens besonders ausgeprägt be-

steht und mit Angst und Gereiztheit einhergeht; oft handelt es sich um Menschen, die sich durch ihren Perfektionismus chronisch überfordern.

Sepia
● *Sepia D 30* bei Depressionen, die sich im Tagesverlauf deutlich verschlimmern und von Erschöpfung begleitet werden; damit verbunden ist oft nachlassendes Interesse an sozialen Kontakten und ein unklarer chronischer Schmerzzustand.

Veratrum album
● *Veratrum album D 30* bei schweren Depressionen, die nach der Trennung von nahestehenden Menschen oder anderen Schicksalsschlägen auftreten, aber nicht deutlich zum Vorschein kommen.

Schwere endogene (psychotische) Depressionen:

Hyoscyamus
● *Hyoscyamus D 12 – D 30* bei stark angstgetönter Depression mit Erregung, Verzweiflung, grundlosem Mißtrauen und Halluzinationen.

Lachesis
● *Lachesis D 30* (oder bis D 200) bei Depressionen mit Verfolgungswahn, krankhafter Eifersucht, Neigung zur sozialen Isolierung und Hoffnungsligkeit.

Sulfur
● *Sulfur D 30* (teils bis D 200) bei Verwirrtheitszuständen, wahnhafter Verkennung der Realität, ausgeprägten Denkstörungen und „stiller" Depression, die wenig zum Ausdruck gebracht wird.

Stramonium
● *Stramonium D 12 – D 30* bei rasch zwischen Depression und Erregung schwankender Stimmung mit Halluzinationen und Neigung zur Aggressivität in der Erregungsphase.

Tarantula
● *Tarantula D 12 – D 30* bei depressiven Angstzuständen mit Stimmungsschwankungen, Aggressivität (auch selbstzerstörerisch), Halluzinationen und wahnhafter Verkennung der Realität.

(Weitere homöopathische Psychopharmaka werden bei der manisch-depressiven Krankheit angegeben.)

Agitierte Depressionen mit überwiegendem Erregungszustand:

Belladonna
● *Belladonna D 12 – D 30* bei Depressionen mit akuten anfallsweisen, teils aggressiven Erregungszuständen

77

und geistiger Verwirrung, teilweise begleitet von Blutandrang zum Kopf.

Magnesium carbonicum ● *Magnesium carbonicum D 12 – D 20* bei depressiven Erschöpfungszuständen mit Muskelspannungen und -verkrampfungen und Erregtheit, oft auch unklare Schmerzen und Verstopfung.

Naja tripudians ● *Naja tripudians D 12* bei ausgeprägten depressiven Erregungs- und Erschöpfungszuständen, die sich bei feuchtkaltem Wetter verschlimmern; häufig bestehen unklare Schmerzen in der linken Körperhälfte.

Rhus toxicodendron ● *Rhus toxicodendron D 12* bei Depressionen mit ausgeprägtem Drang zur Bewegung und Gedankenflut, oft gleichzeitig rheumatische Beschwerden.

Zincum metallicum ● *Zincum metallicum D 30* bei depressiven Erschöpfungszuständen mit Erregtheit und Bewegungsdrang vor allem in den Beinen.

Hormonell bedingte Depressionen:

Aconitum ● *Aconitum D 12 – D 30* bei Depressionen während der Geburt und damit verbundener Angst um das Kind.

Cactus ● *Cactus D 12 – D 30* bei Frauen mit klimakterischen Depressionen, die sich zurückziehen und still leiden; die Menstruationsblutung kommt oft zu früh und zu stark, häufig besteht Herzklopfen mit Angst.

Cimicifuga ● *Cimicifuga D 12 – D 30* bei Depressionen im Wochenbett mit Erregtheit und Verwirrungszuständen, häufig auch Hoffnungslosigkeit, die oft nach komplizierten Entbindungen auftreten; versuchsweise auch bei Depressionen in den Wechseljahren mit Launenhaftigkeit, Angst, Geschwätzigkeit und Bewegungsdrang.

Lilium trigrinum ● *Lilium trigrinum D 12* bei klimakterischen Depressionen mit Gereiztheit und nervösen Herzbeschwerden; oft besteht auch eine Senkung der Unterleibsorgane.

Pulsatilla ● *Pulsatilla D 30* (teils bis D 200) bei Depressionen mit Überempfindlichkeit und Weinerlichkeit, wenn die Monatsblutung zu schwach und unregelmäßig kommt oder ausbleibt (vor allem bei Mädchen in der Pubertät und jungen Frauen).

Staphisagria
● *Staphisagria D 12 – D 30* bei Depressionen nach schweren Entbindungen oder Kaiserschnitt, die mit Nervosität, Gereiztheit und Ablehnung des Kindes verbunden sind.

Thuja
● *Thuja D 30* (oder bis D 200) bei depressiver Gereiztheit im Zusammenhang mit zu starker, schmerzhafter Monatsblutung.

Depressionen mit erhöhter Suizidgefahr:

Argentum nitricum
● *Argentum nitricum D 12 – D 30,* wenn die Depression mit Angstzuständen einhergeht und in bestimmten Situationen regelmäßig zwanghaft Suizidgedanken auftauchen, die zwar meist nicht ausgeführt werden, aber nicht verdrängt werden können.

China
● *China D 12 – D 30* bei Depressionen mit Erregung und Erschöpfung sowie ausgeprägten Selbstmordabsichten; dazu kommt es häufig nach langer starker Überforderung oder schweren Krankheiten.

Natrium sulfuricum
● *Natrium sulfuricum D 30* bei Depressionen, die von Hoffnungslosigkeit und Verzweiflung begleitet werden und morgens am schlimmsten sind; außerdem bestehen oft Erkrankungen der Atemwege mit Atemnot.

(Auch die anderen homöopathischen Antidepressiva wirken dem Selbstmordrisiko entgegen; was im Einzelfall richtig ist, muß stets der erfahrene Therapeut entscheiden.)

Symptomatische Depressionen nach Krankheiten:
In erster Linie muß die organische Krankheit selbst behandelt werden. Wenn die Depression allein dadurch nicht verschwindet, kommen folgende homöopathische Hauptmittel in Frage:

Arnica
● *Arnica D 6 – D 12* (manchmal bis D 30) bei Depressionen mit Hoffnungslosigkeit, Gereiztheit und Neigung zur Selbstisolierung in der Rekonvaleszenz.

Cadmium phosphoricum
● *Cadmium phosphoricum D 12 – D 30* bei Depressionen, die häufig nach Grippe, aber auch nach anderen Virusinfektionen auftreten.

China

● *China D 12 – D 30* bei depressiven Schwäche- und Erschöpfungszuständen nach überstandenen schweren Krankheiten.

Ob neben der homöopathischen Therapie noch andere Maßnahmen zur Behandlung einer Depression erforderlich sind, richtet sich nach den Umständen des Einzelfalls. Vor allem bei exogenen Depressionen kann Psychotherapie angezeigt sein, um die unbewußten Ursachen der depressiven Reaktion zu verarbeiten. Körperliche Erkrankungen als Ursachen erfordern eine gezielte Zusatztherapie nach fachlicher Verordnung. Wenn es sich nicht nur um eine leichtere reaktive Depression handelt,

Ein erfahrener Therapeut muß zugezogen werden

muß immer ein erfahrener Therapeut zugezogen werden, notfalls auch gegen den Willen des Patienten, der infolge der Depression oft uneinsichtig ist.

Angstzustände und Phobien

Angst erlebt jeder Mensch ab und zu einmal. Philosophen bezeichnen sie sogar als eine „Grundbefindlichkeit des Seins", die sich letztlich aus der Angst vor dem Tod

Funktion eines Warnzeichens

erklärt. Ähnlich wie der Schmerz hat sie die Funktion eines Warnzeichens. Zur psychischen Krankheit wird Angst erst, wenn sie andauert und das ganze Leben überschattet. Mit der „normalen" Angst können und müssen wir leben.

Unterschied zwischen Angst und Furcht

Das Gefühl der Angst entsteht oft, wenn man tatsächlich Anlaß dazu hat, weil man zum Beispiel einen Fehler beging oder sich auf eine bevorstehende Situation (etwa Prüfung) nicht richtig vorbereitet hat. In solchen Fällen hat die Angst einen realen Hintergrund, den man selbst kennt und den andere nachvollziehen können. Diese

Furcht

Realangst bezeichnet man als *Furcht.*
Bei der Angst, die durch seelische Störungen entsteht,

80

gibt es keine so eindeutig nachvollziehbaren Ursachen. Zwar kann sie sich auch auf konkrete Vorgänge beziehen, aber die Angst steht in keinem angemessenen Verhältnis dazu. Typisches Beispiel aus dem Alltag ist etwa die Angst vor einer Prüfung, obwohl man sich gut darauf vorbereitet und eigentlich keinen Grund zur Angst hat. Darin kommen meist neurotische Fehlhaltungen zum Ausdruck. Außerdem gibt es chronische Angstzustände, für die man überhaupt keine Ursachen erkennt, weil sie aus dem Unbewußten stammen. Dann

Frei flottierende Angst

spricht man von der „frei flottierenden" Angst. Solche Zustände sind heute recht weit verbreitet, bei Frauen kommen sie etwas häufiger als bei Männern vor.

Wenn Angst das Leben beherrscht

Gelegentliche Ängste durch äußere Umstände werden meist bald wieder überwunden. Man darf nur nicht den Fehler begehen, sie verdrängen zu wollen. Das kann zwar gelingen, aber dann wirkt die Angst aus dem

Man muß sich
der Angst stellen

Unbewußten verkappt fort. Man muß sich der Angst stellen, ihre Ursachen verarbeiten, dann verschwindet sie bald wieder.

Krankhaften Angst-
zuständen fühlt man
sich weitgehend hilflos
ausgeliefert

Krankhaften Angstzuständen, die anfallsweise heftig auftreten oder ständig bestehen, fühlt man sich weitgehend hilflos ausgeliefert, weil ihre Ursachen unbewußt bleiben. Deshalb können sie das ganze Leben beherrschen, jede Aktivität lähmen. Das Gefühl der Angst läßt sich schwer beschreiben, jeder empfindet sie auf seine eigene Art; stets wird sie als bedrohlich empfunden. Begleitet werden Angstzustände immer von zahlreichen

Körperliche Symptome

körperlichen Symptomen, vor allem Herzjagen, Blutdruckanstieg, Unruhe, Zittern, Schweißausbruch, Übelkeit, Sprachstörungen, teilweise auch unkontrolliertem Harn- und / oder Stuhlabgang. In vielen Fällen wird auch die Atmung behindert und das Sexualleben gestört. Bei schweren Angstzuständen können noch Gefühle wie Entsetzen, Grauen und Verzweiflung hinzukommen.

Akute Angstanfälle

Akute Angstanfälle, die jederzeit ohne erkennbare

Gründe auftreten können, führen oft zur Panik mit Verwirrtheit und Hilflosigkeit. Die körperlichen Symptome sind dabei besonders ausgeprägt. Viele Patienten verfolgt die Angst bis in den Schlaf. Sie schlafen schlecht ein, wachen nachts mehrmals auf und erleben oft Angst-(Alp-)träume, aus denen sie in Panik und Entsetzen erwachen können.

Die verschiedenen Phobien

Exzessive, grundlose Angst vor bestimmten Lebewesen, Objekten oder Situationen

Als Sonderformen der Angst kennen wir die verschiedenen Phobien. Dabei handelt es sich um eine exzessive, grundlose Angst vor bestimmten Lebewesen, Objekten oder Situationen. Sie gehören zu den häufigsten neurotischen Störungen und werden wahrscheinlich (zumindest teilweise) erlernt.

Es gibt zahlreiche Phobien, mit denen man teilweise unauffällig leben kann, die unter Umständen aber das gesamte Leben schwer beeinträchtigen. Zu den häufigsten gehören:

Tierphobien

● *Verschiedene Tierphobien,* insbesondere vor Spinnen, Schlangen, Insekten, Ratten und Mäusen; dadurch wird das Leben in der Regel nicht weiter gestört, viele Menschen leiden mehr oder minder stark darunter.

Agoraphobie

● *Agoraphobie,* die Platzangst, die so stark werden kann, daß man nicht nur freie Plätze meiden muß, sondern sich überhaupt nicht mehr aus dem Haus wagt.

Akrophobie

● *Akrophobie* mit Angst vor der Höhe, vor dem Blick nach unten, z. B. aus einem Fenster oder von einem Berg.

Klaustrophobie

● *Klaustrophobie* mit Angst vor engen und geschlossenen Räumen, z. B. Fahrstuhl, Auto oder Zugabteile, die das gewohnte Leben schwer beeinträchtigen kann.

Nyktophobie

● *Nyktophobie,* die Angst vor der Dunkelheit, die vor allem bei Kindern häufiger vorkommt.

Alle diese und andere Phobien führen zur Angst mit den oben beschriebenen körperlichen Symptomen. Die Angst kann sich bis zur Panik steigern. Besonders schlimm wird es, wenn wiederholt erlebte Angstanfälle

Phobophobie   dazu führen, daß sich eine *Phobophobie* mit Angst vor der Angst entwickelt.

Behandlungsbedürftige   Phobien sind immer als behandlungsbedürftige seelische
seelische Krankheiten   Krankheiten anzusehen, auch wenn sie sich auf Objekte, Lebewesen und Situationen beziehen, denen man im Alltag leicht ausweichen kann. Immer bedeutet die Angst ein Warnzeichen, das auf erhebliche psychische Störungen hinweist, die sich später auch noch durch andere seelische Krankheiten auswirken können.

Homöopathische Therapie bei Angst und Phobien

Angstzustände können manchmal auch durch eine organische Erkrankung verursacht werden, vor allem Herzleiden oder Schilddrüsenüberfunktion. Darum soll bei chronischer Angst ohne realen Hintergrund und bei Angstanfällen zunächst eine gründliche Untersuchung erfolgen (bei Phobien bestehen nie organische Ursachen). Bleibt sie ohne Befund, können vor allem die folgenden Psychopharmaka angezeigt sein:

Aconitum   ● *Aconitum D 12 – D 30* bei Neigung zu plötzlichen Angstanfällen mit Unruhe, Todesfurcht und Blutandrang zum Kopf oder zum Herzen.

Argentum nitricum   ● *Argentum nitricum D 12 – D 30* bei Angstzuständen mit Unruhe, Halluzinationen, Kopfschmerzen, Schwindel und Herzjagen, die zum Teil mit Wetterveränderungen in Beziehung stehen; außerdem bei Lampenfieber, Prüfungsangst, Agora- und Klaustrophobie.

Arsenicum album   ● *Arsenicum album D 30* (teils bis D 200) bei Angst mit Ruhelosigkeit, Gereiztheit, Erschöpfung, Todesfurcht, nächtlichen Angstanfällen und Angstträumen.

Calcium carbonicum   ● *Calcium carbonicum D 30* (oder bis D 200) bei Angst mit Mutlosigkeit, Pessimismus, Entscheidungsschwäche und Erschöpfungszuständen.

83

Gelsemium

● *Gelsemium D 12* bei Angst- und Erregungszuständen mit Unruhe, Erschöpfung, Schwächezuständen und Lähmungen, oft verbunden mit abnormer Schläfrigkeit am Tag.

Lachesis

● *Lachesis D 30* bei Menschen, die ihre Angst hinter Aggressivität und Härte verbergen; oft angezeigt bei Angst vor der Zukunft, mit Trennungsangst verbundenen Partnerproblemen, Mißtrauen und Eifersucht; die Ängste stehen zum Teil mit hormonellen und Herz-Kreislauf-Störungen in Beziehung.

Natrium chloratum

● *Natrium chloratum D 30* (oft D 200) bei Ängsten, die mit Kummer, Sorgen, Konflikten und Streß in Beziehung stehen und von Depressionen begleitet werden; die Symptome verschlimmern sich oft am Vormittag zwischen 10 und 11 Uhr.

Phosphorus

● *Phosphorus D 30* (teilweise D 200) bei Angst, die sich aus einer Schwächung des Nervensystems erklärt; oft besteht Erregtheit und Angst vor der Dunkelheit, die auch den Schlaf erheblich behindern kann.

Veratrum

● *Veratrum D 30* (oder bis D 200) bei Angstzuständen mit Gereiztheit, Unruhe, Todesfurcht, Erschöpfungszuständen, teilweise auch Verfolgungswahn und religiöse Wahninhalte.

Psychotherapie

Ergänzt wird die homöopathische Therapie der Angst bei Bedarf durch Psychotherapie, damit der neurotische Hintergrund bewußt gemacht und verarbeitet werden kann. Bei akuten Angstanfällen hat sich die Technik der

Paradoxe Intention

paradoxen Intention gut bewährt, bei der man nach fachlicher Anleitung die aufsteigende Angst willentlich zu verstärken versucht, was meist zur raschen Unterbrechung des Anfalls führt.
Bei Phobien kann Verhaltenstherapie angezeigt sein, die nach einer der folgenden Techniken erfolgt:

Desensibilisierung

● Desensibilisierung, bei der man sich allmählich an immer stärkere angstauslösende Reize gewöhnt, bis man sie schließlich ohne Angstanfall erträgt.

● Reizüberflutung, wobei man plötzlich in voller Stärke mit den Objekten der Phobie konfrontiert wird und dabei erlebt, daß kein Grund zur Angst besteht.

Beide Methoden helfen bei Phobien gut, müssen aber fachmännisch durchgeführt werden.

Abnorme Erlebnisreaktionen in Krisen

Abweichung von der Norm

Die Bezeichnung „abnorm" wird leicht mißverstanden, oft im Sinne von abartig oder geistesgestört. Tatsächlich bedeutet sie aber nur eine Abweichung von der Norm, also vom üblichen Verhalten. Ob dem ein Krankheitswert zukommt, kann immer nur individuell beurteilt werden; unter anderem hängt das davon ab, wie stark die Betroffenen selbst unter den abnormen Reaktionen leiden und wie stark die Mitmenschen dadurch beeinträchtigt werden.

Nicht durch chemische Psychopharmaka unterdrücken

Keinesfalls ist es gerechtfertigt, jede abnorme Reaktion gleich massiv durch chemische Psychopharmaka zu unterdrücken, die das Verhalten zwar rasch wieder den Erwartungen der Umwelt anpassen können, aber die Verarbeitung der psychischen Ursachen abnormer Reaktionen be- und verhindern. Wenn überhaupt eine medikamentöse Therapie erforderlich ist, soll sie vorwiegend homöopathisch erfolgen.

Merkmale abnormer seelischer Reaktionen

Abnorme Reaktionen auf äußere Ereignisse kommen relativ häufig vor. Unter akuten psychischen Belastungen können auch Menschen, die sich gewöhnlich unauffällig verhalten und ein gut angepaßtes Leben führen, ein von der Norm abweichendes Verhalten an den Tag legen. Das steht in engem Zusammenhang mit der Persönlichkeit; denn was der eine noch leicht erträgt, kann für den anderen schon fast unerträglich werden.

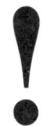

> Besonders häufig kommt es naturgemäß dann zu abnormen Erlebnisreaktionen, wenn die Grenzen der persönlichen Belastbarkeit bereits durch andere seelische Störungen (wie Neurosen) herabgesetzt sind.

Veränderung des Verhaltens

Kennzeichnend für abnorme psychische Reaktionen auf Ereignisse des Alltags ist, daß sich das Verhalten dadurch in seiner Art und Dauer in einer Weise verändert, die nicht mehr angemessen erscheint und vom üblichen Verhalten der Mehrzahl aller Menschen in einer vergleichbaren Situation eindeutig abweicht. Das ist zum Beispiel dann der Fall, wenn man bereits auf geringe Frustrationen des Alltags, die wir alle immer wieder hinnehmen müssen, mit überschäumendem Zorn oder tiefer Depression reagiert.

Zeitlicher Zusammenhang mit dem auslösenden Ereignis

Solche abnormen Reaktionen stehen immer in zeitlichem Zusammenhang mit dem auslösenden Ereignis, ihre Dauer hängt davon ab, wie lange diese Situation besteht. Sobald das Erlebnis verarbeitet wurde, klingt auch die abnorme Reaktion ab, und das frühere Verhalten stellt sich wieder ein. Dauernde Abweichungen von der Norm bleiben nicht zurück. Darin unterscheiden sich abnorme Erlebnisreaktionen von abnormen Entwicklungen der Persönlichkeit, die durch chronische Belastungen entstehen und zu einer dauerhaften Verhaltensänderung führen.

Ursachen und Symptome

Akut belastendes Ereignis als Ursache

Einer abnormen Erlebnisreaktion liegt stets ein akut belastendes Ereignis zugrunde, das die individuell unterschiedliche Grenze der Belastbarkeit überschreitet. Zwischen dem Erlebnis und der abnormen Verhaltensänderung vergeht in der Regel eine gewisse Zeit, in der offensichtlich versucht wird, sich der Belastung anzupassen. Erst wenn diese Adaption mißlingt und die belastende Situation fortbesteht, kann es wahrscheinlich zur abnormen Reaktion kommen.

Weshalb sich manche Menschen auch hohen Belastungen gut anpassen können, andere aber schon unter geringeren Belastungen zusammenbrechen, ist immer nur im Einzelfall zu klären.

Geringe Belastbarkeit Bei geringer Belastbarkeit liegen oft schon andere psychische Störungen vor, die das Anpassungsvermögen teilweise beanspruchen, so daß jede zusätzliche Belastung zur Überforderung wird. Darin ist oft die eigentliche Ursache einer abnormen Erlebnisreaktion zu suchen.

Extreme Belastungen Es gibt aber auch extreme Belastungen, unter denen die Anpassungsfähigkeit bei fast jedem Menschen zusammenbricht, zum Beispiel ein tief erschütterndes Ereignis, wie der Tod eines nahestehenden Menschen oder eine eigene lebensbedrohliche Krankheit.

Symptome Die Symptome der abnormen Reaktionen sind vielfältig, abhängig von der Persönlichkeit und dem auslösenden Erlebnis. Häufig kommen vor allem abnorme Erregungszustände, Wutausbrüche, Angst bis zum Panikanfall, depressive Verstimmungen, Neigung zur Selbstisolierung, Heimweh oder übersteigerte Eifersucht vor.

Hilfe durch homöopathische Mittel

Die homöopathische Therapie will die abnorme Erlebnisreaktion nicht massiv unterdrücken Im Gegensatz zu chemischen Psychopharmaka will die homöopathische Therapie die abnorme Erlebnisreaktion nicht massiv unterdrücken. Das ist auch nicht wünschenswert, denn sie muß verarbeitet werden; andernfalls verdrängt man die Ursachen nur ins Unbewußte, aus dem sie verschleiert fortwirken. Deshalb verwendet die Homöopathie Arzneistoffe, die zwar die Symptome lindern, aber nicht unterdrücken, sondern die Bewältigung der auslösenden Ereignisse fördern.

Homöopathische Mittel gegen Erregungszustände wurden bei Nervosität genannt, geeignete Wirkstoffe gegen Depressionen und Angstzustände in den entsprechenden anderen Kapiteln dieses Buchs angegeben. Hier interessieren deshalb lediglich die homöopathischen Arzneimittel bei abnormen Heimweh- und Eifersuchtsreaktionen.

Abnorme Erlebnisreaktionen mit Heimweh:

(Sie treten vor allem bei räumlicher Trennung von nahestehenden Menschen auf, unabhängig davon aber auch, wenn man sich nach einem Ortswechsel entwurzelt fühlt.)

Aurum metallicum

● *Aurum metallicum D 30* bei Heimweh mit ausgeprägt deprimierter Stimmungslage.

Calcium phosphoricum

● *Calcium phosphoricum D 30,* wenn das Heimweh zusammen mit Nervosität, Erregungszuständen und Kopfschmerzen auftritt.

Carbo animalis

● *Carbo animalis D 12 – D 30* bei Heimweh mit Angst und Neigung zur Selbstisolierung.

Chamomilla

● *Chamomilla D 30,* wenn das Heimweh von kolikartigen Schmerzen begleitet wird, vor allem bei Kindern, die zum Beispiel erstmals das Elternhaus verlassen.

Ignatia

● *Ignatia D 30* (auch bis D 200) bei Heimweh mit Launenhaftigkeit und Erregungszuständen.

Mercurius

● *Mercurius D 30* bei Heimweh nach der Familie mit Angst und Unruhe.

Staphisagria

● *Staphisagria D 12 – D 30,* wenn das Heimweh durch Angst, Gereiztheit, Wutausbrüche und Furcht vor Krankheit überdeckt wird; versuchsweise auch bei abnormen Erlebnisreaktionen nach der Trennung von einem nahestehenden Menschen.

Abnorme Eifersuchtsreaktionen:

(Dazu kommt es häufiger bei Frauen; im Gegensatz zur verständlichen, weil begründeten Eifersucht ist die abnorme unbegründet und „hängt" sich an bedeutungslosen Ereignissen auf, z. B. einem harmlosen Flirt des Partners.)

Apis

● *Apis D 12 – D 30* eignet sich bei Eifersucht mit Unruhe oder Apathie, teilweise auch Wutanfällen und weinerlicher Stimmung; bevorzugt kommt das Mittel bei älteren Frauen in Frage.

Hyoscyamus

● *Hyoscyamus D 6 – D 12* (oder bis D 30) kann bei Eifersucht durch krankhaftes Mißtrauen angezeigt sein, vor allem bei gleichzeitigen Rachegedanken, sexuellen Phantasien und kindischem Verhalten.

Ignatia

● *Ignatia D 200* hilft bei Eifersucht mit Launenhaftigkeit, Erregungs- und Krampfzuständen, vorwiegend dann, wenn sie durch unerwiderte Gefühle entsteht.

Lachesis

● *Lachesis D 12 – D 30* kommt bei Eifersucht nach Unterbrechung einer sexuellen Beziehung mit Frustration in Frage, häufig bei Frauen in den Wechseljahren.

Pulsatilla

● *Pulsatilla D 12 – D 30* wird hauptsächlich bei weiblicher Eifersucht nach vermeintlicher Enttäuschung durch den Partner angewendet, wenn sie mit Weinerlichkeit, Launen und Beschwerden vor der Monatsblutung verbunden ist; blonde Frauen sprechen erfahrungsgemäß besonders gut darauf an.

Stramonium

● *Stramonium D 12 – D 30* (teils bis D 200) eignet sich bei Eifersucht mit manischen Zuständen, Angst und Verkennung der Realität, oft auch Krampfbeschwerden vor allem im Unterleib.

Im Einzelfall kann Psychotherapie angezeigt sein

Neben der homöopathischen Behandlung kann im Einzelfall Psychotherapie angezeigt sein. Sie richtet sich nicht so sehr gegen die abnorme Erlebnisreaktion, sondern in erster Linie gegen Neurosen und andere psychische Störungen, die als Grundursachen bestehen können.

Fehlentwicklungen der Persönlichkeit

Oft schon in der Kindheit begründet

Abnorme Entwicklungen einer Persönlichkeit werden oft schon in der Kindheit durch ungünstige Milieueinflüsse (wie Verwahrlosung) und Erziehungsfehler begründet. Im späteren Leben entstehen sie vor allem unter dem Einfluß ständiger hoher psychischer Belastungen und Frustrationen, die zur dauernden Veränderung der Persönlichkeitsstruktur führen. Ob auch ungünstige Erbanlagen eine Rolle spielen, ist nicht sicher bekannt, wird aber diskutiert.
Mit dem Begriff „abnorme Persönlichkeit" muß man sehr behutsam umgehen, allzuleicht wird er auch als Waffe gegen ausgeprägte Individualisten mißbraucht,

die sich den Normen der Gesellschaft nicht kritiklos anpassen, aber deshalb nicht psychisch gestört sein müssen. Solche eigenwillige Persönlichkeiten muß die Gesellschaft akzeptieren, sie sind das „Salz" unter den vielen anderen, die sich zu willfährig anpassen.

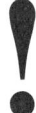

> Behandlungsbedürftig wird eine von der Norm abweichende Persönlichkeit im allgemeinen erst, wenn der Betreffende selbst unter seinem Anderssein leidet und / oder die Mitwelt mehr stört, als zumutbar ist.

Formen abnormer Persönlichkeitsstruktur

Es gibt die unterschiedlichsten Formen der abnormen Persönlichkeitsentwicklung, die hier nicht alle besprochen werden können. Ohnehin sind sie der Selbstbehandlung kaum zugänglich, sondern erfordern eine homöopathische Grundbehandlung, die oft mit langwieriger Psychotherapie verbunden wird. Einige Fehlentwicklungen, bei denen sich homöopathische Mittel oft gut bewährt haben, sollen aber kurz vorgestellt werden.

Gefühlskälte – soziale Isolierung

Mangel an emotionaler Anteilnahme für andere Gefühlskalte Persönlichkeiten zeichnen sich durch Mangel an emotionaler Anteilnahme für andere aus. Deshalb neigen sie auch meist dazu, sich von ihrer Mitwelt zu isolieren. Da sie weder andere lieben noch deren Liebe annehmen können, verarmen und verkümmern sie psychisch, wirken auf andere kalt und abweisend. Damit verbunden ist oft ein erhebliches Maß an Rücksichtslosigkeit bis zur Brutalität und Gewissenlosigkeit. Vielfach setzen sich solche Persönlichkeiten rücksichtslos durch und gehen dabei „über Leichen". Auch kriminelle Neigungen finden sich bei diesem Persönlichkeitstyp oft. Eine der Ursachen für diese Fehlentwicklung kann in einer gefühlskalten und gleichgültigen Erziehung in der Kindheit mit Vernachlässigung und Verwahrlosung bestehen.

Homöopathisch wendet man in solchen Fällen oft folgende Mittel an:

Alumina
● *Alumina D 30* bei gefühlsarmen, geistig-seelisch trägen bis stumpfen Persönlichkeiten.

Cicuta virosa
● *Cicuta virosa D 12 – D 30,* wenn die Gefühlskälte mit Mißtrauen, Pessimismus und Selbstisolierung verbunden ist.

Natrium chloratum
● *Natrium chloratum D 30* (oft bis D 200) bei Menschen, die für andere keine Anteilnahme empfinden, diese auch von anderen für sich selbst nicht annehmen können und jede Gefühlsbindung ablehnen.

Platinum
● *Platinum D 30* bei ausgeprägter Gefühlsarmut, Unfähigkeit zur Liebe und Überheblichkeit gegen andere.

Sepia
● *Sepia D 30* (oder bis D 200), wenn emotionale Gleichgültigkeit und Neigung zur Absonderung von anderen besteht.

Unsicherheit und Willensschwäche

Wenig Selbstvertrauen und innerer Halt
Die unsichere Persönlichkeit verfügt über wenig Selbstvertrauen und inneren Halt. Deshalb wirkt sie schüchtern und gehemmt, kann sich nicht durchsetzen und schwer Willensentscheidungen treffen, läßt sich von anderen leicht beeinflussen und verführen. Die fehlende innere Sicherheit wird oft durch Gewissenhaftigkeit bis zur Pedanterie ausgeglichen, aber verlassen kann man sich auf solche Menschen nicht. Auch diese Fehlentwicklung wird oft in der Kindheit durch eine entmutigende Erziehung und „Brechen" des kindlichen Willens begründet.

Die Homöopathie behandelt innere Unsicherheit und Willensschwäche durch folgende Hauptmittel:

Acidum phosphoricum
● *Acidum phosphoricum D 12 – D 30,* wenn die Unsicherheit von nervöser Schwäche, Gleichgültigkeit und Apathie begleitet wird.

Arsenicum album
● *Arsenicum album D 30* (oder bis D 200) bei unsicheren, unruhigen, sehr pedantischen und ängstlichen Personen, die meist besonders nachts unter Überreizung leiden.

Argentum nitricum
● *Argentum nitricum D 12 – D 30* bei unsicheren, nervösen und ängstlichen Intellektuellen, die oft auch unter Herz-Kreislauf-Beschwerden und Verdauungsstörungen leiden.

Barium carbonicum
● *Barium carbonicum D 30* (auch bis D 200) bei sehr unsicheren Menschen, die seelisch-geistig und / oder körperlich in ihrer Entwicklung zurückgeblieben sind.

Calcium carbonicum
● *Calcium carbonicum D 30* (oft bis D 200) bei ausgeprägter Willensschwäche, Haltlosigkeit und leichter Beeinflußbarkeit.

Natrium chloratum
● *Natrium chloratum D 30* (besser oft D 200), wenn Unsicherheit in Gesellschaft mit Neigung zur Selbstisolierung besteht.

Pulsatilla
● *Pulsatilla D 12 – D 30* (manchmal bis D 200) bei schüchternen, sehr unsicheren, willensschwachen und nachgiebigen Frauen, die viel Zuwendung und Trost von der Umwelt erwarten.

Silicea
● *Silicea D 12 – D 30* (oder bis D 200) bei Unsicherheit, Überempfindlichkeit, Angst und Nervosität.

Staphisagria
● *Staphisagria D 12 – D 30* (teils bis D 200), wenn die Unsicherheit von Gereiztheit, Überempfindlichkeit und mürrischer Stimmung begleitet wird.

Stimmungsschwankungen – Aggressivität

Ab und zu sind die meisten Menschen einmal launisch, weil ihnen vielleicht etwas mißlungen ist oder eine Enttäuschung beschert wurde. Bei abnormen Persönlichkeiten können solche Schwankungen der Stimmung

unausgeglichen und schwer berechenbar
ständig bestehen; sie wirken unausgeglichen und schwer berechenbar, ihre Stimmungslage verändert sich plötzlich ohne erkennbaren äußeren Anlaß. Zum Teil kommt es dabei zur Gereiztheit oder zum Jähzorn mit Aggressivität und Wutausbrüchen. Diese Verhaltensweisen lassen sich aus unterschiedlichen Fehlentwicklungen der Persönlichkeit erklären, die nur individuell im Rahmen der Psychotherapie aufzudecken sind. Unter Umständen liegt auch eine manisch-depressive Psychose vor.

Homöopathisch behandelt man solche Fälle vor allem durch folgende Mittel:

Anarcardium

● *Anarcardium D 12 – D 30,* wenn depressive Verstimmungen mit Wutausbrüchen und Streitsucht abwechseln; oft sind solche Persönlichkeiten auch rachsüchtig, brutal und feige.

Bryonia

● *Bryonia D 12 – D 30,* wenn die Stimmungslage rasch umschlägt; die Patienten wirken chronisch gereizt bis zornig, übellaunig und weinerlich, ihre Aggressivität wird vor allem durch Widerspruch der Umwelt provoziert.

Chamomilla

● *Chamomilla D 12 – D 30* (oder bis D 200) bei ausgeprägter Launenhaftigkeit mit Unruhe, kindlich-unreifem Trotz und Starrsinn.

Crocus sativus

● *Crocus sativus D 4 – D 12,* ein vorwiegend symptomatisch wirkendes Mittel, wenn es zum raschen Wechsel zwischen extrem unterschiedlichen Stimmungen kommt.

Ignatia

● *Ignatia D 12 – D 30* (teils bis D 200) bei innerer Haltlosigkeit, Suchtgefährdung, unberechenbarem Verhalten, Erregungszuständen mit Krämpfen.

Nux moschata

● *Nux moschata D 12 – D 30* bei raschem Wechsel zwischen depressiver Weinerlichkeit und übersteigerten hysterischen Reaktionen, oft ausgelöst durch Aufregungen.

Pulsatilla

● *Pulsatilla D 12 – D 30* (oft bis D 200) bei sehr empfindsamen, weinerlichen und leicht kränkbaren Frauen; die Stimmung wechselt plötzlich von Euphorie zu tiefer Melancholie.

Staphisagria

● *Staphisagria D 12 – D 30,* wenn die Stimmung zwischen Ärger oder Wut und Heiterkeit schwankt, oft ausgelöst durch sexuelle Frustrationen.

Euphorische Zustände

Bei hyperthymen (griechisch: hyper = über, thymos = Gemüt) Persönlichkeiten besteht eine euphorische Grundstimmung, die anlagebedingt ist. Positiv erscheint

Optimismus

dabei der unerschütterliche, heitere Optimismus und das temperamentvoll-aktive Verhalten und Handeln. Oft kommt es jedoch zur übersteigerten, planlosen und leeren

Betriebsamkeit mit
Selbstüberschätzung

Betriebsamkeit mit Selbstüberschätzung, häufig verbunden mit Streit- und Geltungssucht, Neigung zum Hochstapeln, teilweise auch Rücksichtslosigkeit gegen andere. Bei solchen übersteigerten Formen behandelt die Homöopathie durch folgende Hauptmittel:

Acidum hydrofluoricum

● *Acidum hydrofluoricum D 12 – D 30* bei euphorischer Stimmung mit nervöser Schwäche und Müdigkeit.

Cannabis

● *Cannabis D 12 – D 30* bei ausgeprägt euphorischen Erregungszuständen mit Verwirrtheit und Halluzinationen.

Coffea

● *Coffea D 4 – D 12* bei gehobener Stimmung mit überschwenglichen Einfällen, Gesprächigkeit, Schlafstörungen und Herzklopfen.

Hyoscyamus

● *Hyoscyamus D 6 – D 30* bei euphorisch erregten, launischen und gesprächigen Menschen, die oft zu kindischem Verhalten neigen.

Lachesis

● *Lachesis D 12 – D 30*, wenn euphorische Heiterkeit mit Überempfindlichkeit, Hitzewallungen, Schweißausbrüchen und Berührungsempfindlichkeit verbunden ist, vor allem in den Wechseljahren.

Platinum

● *Platinum D 30* bei euphorischen Zuständen, die zu Überheblichkeit und Hochmut im Umgang mit anderen führen.

Neigung zur Hypochondrie

Hypochonder

Als Hypochonder bezeichnet man Menschen, die in übersteigerter Form dazu neigen, sich selbst zu beobachten und ihren Körperempfindungen übertriebene Aufmerksamkeit zu schenken. Die geringste Mißempfindung verursacht bei ihnen Angst vor einer schweren Krankheit; diese kann auch durch gründliche Untersuchung ohne Krankheitsbefund nicht beseitigt werden, weil die Betroffenen diesem Ergebnis mißtrauen und befürchten, an einer unbekannten Erkrankung zu leiden. Hinzu kommen oft noch Zukunftsängste und die Sorge, den Ansprüchen des Alltags nicht gewachsen zu sein.

Bei Neurosen und Depressionen

Häufig besteht Hypochondrie bei Neurosen und Depressionen.

Die Homöopathie verordnet in solchen Fällen folgende Hauptmittel:

Alumina

● *Alumina D 12 – D 30* bei hypochondrischen Menschen, die seelisch-geistig und körperlich träge und passiv wirken, deprimiert sind und ständig über körperliche Mißempfindungen klagen, denen sie übermäßige Bedeutung beimessen; häufig besteht ausgeprägte Zukunftsangst und die Befürchtung, den Verstand zu verlieren.

Calcium carbonicum

● *Calcium carbonicum D 30* (oft bis D 200) bei chronisch erschöpften, nervösen, unsicheren Menschen mit ängstlicher Selbstbeobachtung, die vor allem an Funktionsstörungen der Verdauungsorgane und Herzklopfen leiden und deshalb eine ernste Krankheit

Lycopodium

● *Lycopodium D 12 – D 30* (teilweise bis D 200) vor allem bei hochgewachsenen, hageren, apathischen Menschen, die einerseits die Geselligkeit fürchten, andererseits aber auch erheblich unter dem Alleinsein leiden; oft besteht starke Angst vor körperlichen Krankheiten, die mit Depressionen einhergeht, unter Umständen sind die Funktionen der Leber geschwächt.

Magnesium carbonicum

● *Magnesium carbonicum D 12 – D 30* (oder bis D 200) bei schlanken, hochgewachsenen, sehr nervösen Hypochondern, die ständig frieren und oft plötzlich einschießende Schmerzen spüren; am Tag sind sie meist chronisch müde.

Mercurius solubilis

● *Mercurius solubilis D 12 – D 30,* wenn die Hypochondrie von Unruhe, Angst und heftigen Stimmungsschwankungen begleitet wird, Schlaf und Konzentrationsvermögen gestört sind.

Nux vomica

● *Nux vomica D 12 – D 30* (oder bis D 200) bei dauernd gereizten, grundlos verärgerten Hypochondern, die zum Jähzorn neigen und oft Kaffee oder andere Genußmittel mißbrauchen.

Sepia

● *Sepia D 30* (teils bis D 200) bei Hypochondern mit schwächlicher Konstitution, die weinerlich, ängstlich und überempfindlich wirken, oft unter Kopfschmerzen, Übelkeit und Gefühl der Leere in der Magengegend leiden.

Stannum

● *Stannum D 30* (oder bis D 200) bei depressiver Hypochondrie und deutlichen Schwächezuständen, oft verbunden mit nervösen Beschwerden der Atmung.

> Es versteht sich von selbst, daß man erst dann von einer hypochondrischen Persönlichkeit ausgehen darf, wenn vorher durch gründliche Untersuchungen alle organischen Krankheiten ausgeschlossen wurden. Die Patienten bilden sich ihre Beschwerden übrigens nicht nur ein, sie empfinden die Symptome tatsächlich und können darunter stärker als bei einer organischen Krankheit leiden.

Übersteigertes Geltungsbedürfnis

Geltungsbedürftige Persönlichkeiten leiden im Grunde unter tiefer Selbstunsicherheit

Geltungsbedürftige Persönlichkeiten leiden im Grunde unter tiefer Selbstunsicherheit, die sich zum Teil aus Erziehungsfehlern und entmutigenden Erfahrungen erklärt. Da sie nicht sicher und ausgeglichen in sich ruhen, benötigen sie vermehrt die Anerkennung von außen. Um diese zu erlangen, verhalten sie sich übertrieben geltungsbedürftig, täuschen zum Beispiel Eigenschaften und Erfolge vor, sind eitel auf ihr Äußeres bedacht, egoistisch bis zur Rücksichtslosigkeit und oft sehr empfindlich gegen jegliche Kritik, auch wenn diese noch so sachlich vorgetragen wird und berechtigt ist. Häufig wirken sie gefühlsarm, weil sie nur um die eigene Persönlichkeit kreisen und am Schicksal anderer keinen Anteil nehmen. Da man ihre Täuschungen instinktiv durchschaut, werden sie meist bald sozial isoliert.
Die Homöopathie verordnet in solchen Fällen oft die folgenden Mittel:

Asa foetida

● *Asa foetida D 4 – D 12* bei geltungssüchtigen, launischen, unberechenbaren Menschen, die oft unter nervösen Krampfanfällen leiden.

Chamomilla

● *Chamomilla D 4 – D 30,* wenn die Geltungssucht mit Gereiztheit, Zorn, Zuckungen und Krämpfen einhergeht; besonders eitle, selbstgefällige Frauen und Kinder, die immer im Mittelpunkt stehen wollen, sprechen auf dieses Mittel meist gut an, bei Männern wirkt es meist weniger gut.

Coffea

● *Coffea D 10 – D 12,* wenn die Geltungssucht durch Lebhaftigkeit, Aktivität und mitreißendes Temperament lange überdeckt wird.

Ignatia

● *Ignatia D 6 – D 30* bei starkem Geltungsbedürfnis, das unbefriedigt bleibt und deshalb in Depressionen umschlägt, die aber spontan für kurze Zeit in grundlose Heiterkeit und Erregungszustände übergehen können.

Moschus

● *Moschus D 4 – D 12* bei Geltungssucht, die sich vor allem auf die erotische Anziehungskraft bezieht; sie wird oft von Krämpfen im Unterleib, ziellosem Tatendrang, Herz-Kreislauf-Beschwerden und Schwächezuständen begleitet.

Platinum

● *Platinum D 30* bei Geltungssucht mit Überheblichkeit und Größenwahn, oft auch gesteigerte sexuelle Bedürfnisse, die ständig frustriert bleiben.

Valeriana

● *Valeriana D 4 – D 12* (zum Teil D 20 – D 30), wenn das Geltungsbedürfnis von Erregungszuständen, Kopfschmerzen, Krämpfen, nervöser Erschöpfung und dem Gefühl chronischer Hoffnungslosigkeit begleitet wird.

Idealismus und Fanatismus

Wenn Menschen wertvollen Idealen folgen, ist das eigentlich positiv zu bewerten. Ein Teil der psychischen Störungen läßt sich heute mit daraus erklären, daß viele Ideale und Werte mit dem sozialen Wandel viel an Bedeutung verloren haben und den Menschen eine Orientierung an solchen Maßstäben fehlt. Wird der Idealismus übertrieben, vielleicht zum blinden Eifer oder rücksichtslosem Fanatismus gesteigert, dann liegt aber eine krankhafte Fehlentwicklung vor.

Übersteigender Idealismus ist eine krankhafte Fehlentwicklung

Oft wirken die Betroffenen wie besessen von ihren Ideen, haben sich in diese verrannt und wollen alle anderen

97

dazu bekehren. Das kann bis zum Terror gegen Andersdenkende ausarten. Auch bei den Mitgliedern religiöser und pseudoreligiöser Sekten, die sich als Auserwählte fühlen, besteht nicht selten eine derartige Fehlentwicklung der Persönlichkeit.

Die Therapie scheitert oft an der mangelnden Krankheitseinsicht der Betroffenen

Die Therapie scheitert in solchen Fällen oft an der mangelnden Krankheitseinsicht der Betroffenen. Wenn es gelingt, sie zu einer homöopathischen Behandlung zu bewegen, eignen sich dazu vor allem die folgenden Wirkstoffe:

Anacardium
● *Anacardium D 12 – D 30* bei besonders fanatischen, aggressiven Patienten, die zur Brutalität neigen.

Arsenicum album
● *Arsenicum album D 30* bei unruhigen, gereizten Fanatikern mit zwanghaftem Ordnungssinn.

Hyoscyamus
● *Hyoscyamus D 12 – D 30* bei hochgradig erregten, gereizten Personen mit Halluzinationen und Geschwätzigkeit.

Lycopodium
● *Lycopodium D 12 – D 30* (oft bis D 200), wenn Fanatismus mit Jähzorn, Depressionen und Hypochondrie verbunden ist.

Stramonium
● *Stramonium D 30* (oft D 200) bei hochintelligenten, gereizten Fanatikern, die sich völlig in ihre Ideen verbohrt haben.

Sulfur
● *Sulfur D 30* (oft besser D 200) bei religiösen Sektierern mit Starrsinn und Neigung zur Unordentlichkeit.

Krankhafte Eifersucht

Grundlos übersteigerte Eifersucht kann nicht nur als abnorme Erlebnisreaktion, sondern auch als Symptom einer Fehlentwicklung der Persönlichkeit auftreten. Oft

Oft mit Angst, Selbstunsicherheit und Machtstreben verbunden

ist sie dann mit Angst, Selbstunsicherheit und Machtstreben verbunden.

Die homöopathische Behandlung erfolgt mit den gleichen Mitteln, die bei Eifersucht als abnorme Erlebnisreaktion genannt wurden (s. Seite 88 f.). Im Einzelfall sind auch die Wirkstoffe angezeigt, die bei unsicheren und geltungssüchtigen Persönlichkeiten angegeben wurden; denn sie richten sich gegen die tieferen Ursachen der krankhaften Eifersucht.

Da die Betroffenen davon überzeugt sind, Anlaß zur
Eifersucht zu haben, fällt es allerdings oft schwer, sie
überhaupt zu einer Behandlung zu motivieren.

Homöopathische Hochpotenzen
beeinflussen die Persönlichkeit

*Hohe und höchste
Potenzen wirken oft
am besten*

Die Erfahrung lehrt, daß gerade bei Störungen der
Persönlichkeitsentwicklung die hohen und höchsten Potenzen oft am besten regulierend auf das Seelenleben
wirken. Sie enthalten zwar rein rechnerisch nicht einmal
mehr 1 Molekül des Wirkstoffs, aber vermutlich die
Informationen zur Selbstregulierung, die auch bei höch-
ster Verdünnung nicht untergehen.
Im allgemeinen wird man bei Persönlichkeitsstörungen
zunächst mit D 30 oder sogar D 200 beginnen. Von
diesen Hochpotenzen sind wöchentlich meist nur 1 – 3
Gaben erforderlich, manchmal noch weniger. Es dauert
wahrscheinlich einige Zeit, ehe sich die Wirkung bemerk-
bar macht. Dann kann es angezeigt sein, keine zusätzliche Gabe mehr zu verabreichen, bis sich der Zustand
wieder verschlechtert. Auf diese Weise wird die in Gang
gebrachte Veränderung der Persönlichkeit allmählich
immer deutlicher, bis schließlich das Behandlungsziel
erreicht ist. Bei zu häufigen Gaben können unerwünschte Krisen auftreten. Da die Behandlung mit den Hochpotenzen viel Erfahrung erfordert, bleibt sie stets dem
Fachmann vorbehalten.
Bestehen erhebliche akute Symptome, die rasche Hilfe
erfordern, kann man neben der Hochpotenz noch ein
Mittel in tiefer oder mittlerer Potenz verabreichen, das
zunächst die Symptome lindert.

*Meist nur 1 – 3 Gaben
pro Woche erforderlich*

*Behandlung bleibt
stets dem Fachmann
vorbehalten*

Neurotische psychische Entwicklungsstörungen

Neurose

Der Begriff Neurose wurde 1776 von dem schottischen Arzt William Cullen eingeführt, der darunter noch eine Nervenkrankheit ohne nachweisbare organische Ursachen verstand. Später bezeichnete man dann körperliche Funktionsstörungen als Neurosen. Im heutigen Sinn wurde die Neurose erst von Sigmund Freud als seelische Krankheit definiert und zur Therapie die Psychoanalyse entwickelt.

Ursachen und Formen der Neurose

Eine Form abnormer Erlebnisreaktion

Neurosen versteht man heute als eine Form abnormer Erlebnisreaktion, die nicht nur vorübergehend besteht, sondern zur neurotischen Fehlentwicklung mit psychischen, teilweise auch körperlichen Beschwerden führt. Sie steht in enger Beziehung mit der Art und Weise, wie ein Mensch sich mit den Erfahrungen des Lebens (seinem Schicksal) und den damit verbundenen Konflikten und Enttäuschungen auseinandersetzt.
Während der psychisch Gesunde diese Erfahrungen – auch die unangenehmen – weitgehend bewußt verarbei-

Der Neurotiker hat eine Störung der Erlebnisverarbeitung

ten kann, besteht beim Neurotiker eine Störung der Erlebnisverarbeitung. Deren Wurzeln werden häufig schon in der Kindheit durch ungünstige Milieu- und Erziehungseinflüsse gelegt.

!

Vereinfacht gesagt kommt es dann zur Neurose, wenn ein Konflikt oder eine Frustration die Verarbeitungsmöglichkeiten eines Menschen übersteigt.

Verdrängung ins Unbewußte

Anstelle der notwendigen Verarbeitung erfolgt dann die Verdrängung des belastenden Konflikts oder der schmerzlichen Enttäuschung aus dem Bewußtsein ins

Unbewußte. Dadurch verschwindet das Ereignis zwar aus der Erinnerung, wirkt aber aus dem Unbewußten fort und führt zu verschiedenen psychischen und körperlichen Symptomen, deren Ursachen man nicht mehr erkennt. Erst wenn sie im Rahmen der Psychotherapie (Psychoanalyse) wieder bewußt gemacht und nachträglich verarbeitet werden, verlieren sie ihren störenden Einfluß.

Man diskutiert heute auch, ob genetische Faktoren und frühkindliche leichte Gehirnschäden bei der Entstehung von Neurosen eine Rolle spielen können, weil sie die normale psychisch-geistige Entwicklung behindern, aber nicht zu ausgeprägten hirnorganischen Störungen führen.

Abgrenzung schwerer Neurosen gegen Psychosen ist nicht immer eindeutig möglich

Eine Abgrenzung schwerer Neurosen gegen Psychosen ist nicht immer eindeutig möglich. Vor allem bei den Borderline-Persönlichkeiten (Personen im Grenzbereich zwischen Neurose und Psychose) überschneiden sich Symptome der Neurose und Psychose. Die Mehrzahl der neurotischen Störungen verläuft aber leichter, teilweise lassen sie sich kaum sicher gegen psychische Gesundheit abgrenzen, weil die Lebensgestaltung nicht nennenswert beeinträchtigt wird. Ob eine Therapie erforderlich ist, hängt deshalb maßgeblich mit vom individuellen Leidensdruck der Betroffenen ab.

Man unterteilt die Neurosen heute in die folgenden Hauptgruppen:

Angstneurose

● *Angstneurose* mit vorherrschenden Angstsymptomen, neben denen die anderen Symptome verblassen.

Depressive Neurose

● *Depressive Neurosen,* bei denen vor allem depressive Verstimmungen bestehen; oft ist auch eine Selbstmordgefährdung gegeben.

Charakterneurose

● *Charakter-(Kern-)neurose,* die zu tiefgreifenden Störungen der Persönlichkeit führt.

Schichtneurose

● *Schichtneurose,* die vor allem die Gefühlsschicht der Persönlichkeit betrifft und meist aus verdrängten, frustrierten Gefühlen zu erklären ist.

Randneurose

● *Randneurose,* die keinen so großen Einfluß auf die Persönlichkeit nimmt; sie entsteht häufig nach einem seelischen Schock (z. B. Unfall).

Konversionsneurose

● *Konversionsneurose,* bei der das psychische Leiden in körperliche Funktionsstörungen umgesetzt wird; wenn dabei ein bestimmtes Organ (oft Herz, Magen) besonders stark betroffen ist, spricht man von einer *Organneurose.*

Zwangsneurose

● *Zwangsneurose* mit unwiderstehlich wiederkehrenden Gedanken, Vorstellungen oder zwanghaft zu wiederholenden sinnlosen Handlungen (z. B. Waschzwang); Freud erklärte sie aus nicht vollständig verdrängten, aber auch nicht normal zu befriedigenden Bedürfnissen und Wünschen.

Fremdneurose

● *Fremdneurose,* die sich auf ungünstige äußere Einflüsse vor allem in der Kindheit (Milieu, Erziehung) zurückführen läßt.

In diese Hauptformen der Neurosen lassen sich praktisch alle Erscheinungsformen der psychischen Krankheit einordnen.

Das neurotische Symptomenbild

Neurosen führen zu individuell sehr unterschiedlichen körperlichen und psychisch-geistigen Symptomen. Häu-

Häufig besteht eine Fehlsteuerung des vegetativen Nervensystems

fig besteht eine Fehlsteuerung des vegetativen Nervensystems, in dem der Sympathikus- oder Parasympathikusanteil überwiegt; damit verbunden sind oft hormonelle Störungen. Diese Veränderungen im vegetativen Nervensystem verursachen Symptome der Nervosität mit Unruhe, Gereiztheit, Stimmungsschwankungen, Abgespanntheit, Leistungsschwäche, Gedächtnis- und Konzentrationsstörungen.

Gefühl innerer Spannung

Allgemein wird oft ein Gefühl innerer Spannung angegeben, die viel Energie blockiert, so daß der Antrieb beeinträchtigt ist und man sich kaum zu irgendwelchen Aktivitäten aufraffen kann. Die psychische Spannung drückt sich oft auch in Muskelverspannungen aus.

Psychische Symptome der Neurose

Bei den psychischen Symptomen der Neurose stehen häufig Depressionen oder ausgeprägte Angst im Vordergrund. Weitere Symptome betreffen das Selbstwertgefühl, das bei Neurosen häufig erheblich eingeschränkt ist; Hemmungen, Unsicherheit, Minderwertigkeitsgefühle und Neigung zur Selbstisolierung kommen oft vor. Zum Teil wird das Verhalten erheblich verändert, was zum Beispiel zur Aggressivität, aber auch zur übermäßigen Anpassung führen kann. Vielfach findet man bei Neurotikern auch noch Willens- und Entscheidungsschwäche; denn es fällt ihnen schwer, sich durchzusetzen und Entschlüsse zu fassen.

Willens- und Entscheidungsschwäche

Körperlich können durch Neurosen zahlreiche Funktionsstörungen an praktisch allen Organen auftreten. Besonders häufig kommen Enge und Druck in der Herzgegend, beschleunigter Puls, Magenbeschwerden, Verstopfung oder Durchfall und Potenzstörungen vor, ferner Blutdruckstörungen, Schwindel, Kopfschmerzen, Hör- und Sehstörungen oder Verkrampfung der Bronchien mit Atemnot. Selbst bei rheumatischen Muskel- und Gelenkschmerzen besteht zum Teil ein Zusammenhang mit psychischen Störungen. Grundsätzlich kann eine Neurose jedes Organ in Mitleidenschaft ziehen, hauptsächlich jene, denen besondere symbolische Bedeutung zukommt (vor allem das Herz) oder die bereits auf andere Weise vorgeschädigt sind und den psychischen Fehlsteuerungen deshalb weniger Widerstand entgegensetzen können.

Körperliche Funktionsstörungen

Grundsätzlich kann eine Neurose jedes Organ in Mitleidenschaft ziehen

Alle diese Beschwerden können natürlich auch aus anderen Ursachen entstehen. Deshalb ist es notwendig, durch gründliche Untersuchung körperliche Ursachen auszuschließen. Anschließend kann bei erheblichen psychischen Beschwerden eine umfassende Psychodiagnostik angezeigt sein, um andere psychische Krankheitsbilder gegen die Neurose abzugrenzen. Erst nach dem Ergebnis dieser Untersuchungen ist dann eine gezielte Behandlung der Ursachen möglich.

Psychodiagnostik

Heilmittel der Homöopathie

Im Gegensatz zu Tranquilizern, die bei neurotischen Störungen oft verordnet werden, versucht die Homöopathie nicht, den psychischen Leidensdruck völlig zu unterdrücken. Das bedeutete im Grunde ja nur, daß die Verdrängung noch verstärkt wird, aber keine bewußte Auseinandersetzung mit den psychischen Belastungen stattfindet. Homöopathische Mittel dämpfen lediglich die neurotischen Symptome, indem sie die biochemischen Veränderungen beeinflussen. Durch diese teilweise Entlastung können die seelischen Selbstheilungsregulationen wieder wirksam werden und die Ursachen der Neurose bewältigen, oder aber die Bereitschaft zur Psychotherapie wird gefördert. Darin unterscheiden sich homöopathische Psychopharmaka gegen Neurosen von den chemischen Arzneimitteln.

Homöopathische Mittel dämpfen lediglich die neurotischen Symptome

Es gibt keine spezifisch bei Neurosen angezeigten einzelnen Wirkstoffe, die Auswahl hängt stets vom individuellen Symptomenbild ab. Daraus ergeben sich folgende Anwendungsmöglichkeiten:

Die Auswahl hängt stets vom individuellen Symptomenbild ab

Anwendungsmöglichkeiten

- Fehlsteuerungen des vegetativen Nervensystems mit Unruhe, Gereiztheit, Abgespanntheit, Leistungsschwäche und anderen nervösen Symptomen behandelt man mit den bei Nervosität genannten Mitteln (s. Seite 56 ff.).
- Stehen depressive Verstimmungen oder Angstzustände im Vordergrund, wendet man die bei Ängsten und Depressionen genannten Wirkstoffe an (s. Seite 75 ff., 83 ff.).
- Bei Unsicherheit, Hemmungen, Minderwertigkeitsgefühlen, Aggressionen, Willensschwäche und Neigung zur sozialen Isolierung kommen die bei Fehlentwicklungen der Persönlichkeit angegebenen homöopathischen Medikamente in Frage (s. Seite 90 ff.).
- Überwiegen die körperlichen Funktionsstörungen, behandelt man wie bei psychosomatischen Krankheiten (s. Seite 117 ff.).

Der erfahrene Therapeut wird bei Bedarf noch homöopathische Hochpotenzen bis D 200 einsetzen, um die
Persönlichkeit tiefgreifend zu beeinflussen. Das erfordert genaue Kenntnis der homöopathischen Therapie,
sonst findet man das im Einzelfall „maßgeschneiderte"
Mittel allenfalls zufällig.

*Oft empfiehlt sich
zusätzlich eine
Psychotherapie*

Oft empfiehlt es sich, neben der homöopathischen
Grundbehandlung eine Psychotherapie (Psychoanalyse)
durchzuführen. Dabei unterstützt die Homöopathie die
Bewußtmachung und Verarbeitung der verdrängten Ursachen der Neurose.

Psychosen – die schwersten seelischen Krankheiten

*Die schwersten see-
lischen Erkrankungen*

Die Psychosen, früher als „Geisteskrankheiten" bezeichnet, sind die Gruppe der schwersten seelischen Erkrankungen. Sie brechen schicksalhaft ins Leben ein und
können es vollständig zerstören. Eine Ausheilung erscheint fraglich, gleichgültig, ob man chemische Psychopharmaka (oft Neuroleptika) oder homöopathische Medikamente anwendet. Oftmals gelingt es nur, die Betroffenen wieder so weit an die Realität anzupassen, daß sie
den Rest ihres Lebens nicht in einer psychiatrischen
Anstalt verwahrt werden müssen. Auch nach dem Verschwinden der akuten Krankheit bleiben häufig dauernde psychische Defekte zurück.
Man unterteilt die Psychosen grob in endogene Formen,
die aus nicht erkennbarer Ursache entstehen (hierzu
werden vor allem Erbanlagen und biochemische Störungen diskutiert), und symptomatische Psychosen, bei
denen ein Zusammenhang mit äußeren Einflüssen (oft
Hirnkrankheiten) besteht.

Kennzeichen psychotischer Krankheiten

Hervorstechendstes Merkmal ist der Verlust der Realität

Das hervorstechendste Merkmal aller Psychosen ist der Verlust der Realität. Die Patienten sind nicht mehr in der Lage, die Realität so wahrzunehmen, wie das bei Gesunden der Fall ist. Für sie werden die krankhaft veränderten Inhalte ihres Fühlens und Denkens zur Realität.

Persönlichkeitsverlust

Gleichzeitig ist damit ein Persönlichkeitsverlust verbunden; denn die gesunde Persönlichkeit in ihrer Vielfalt wird durch die krankhaften Veränderungen stark eingeengt.

Es ist dem psychotisch Kranken unmöglich, seine Erkrankung zu erkennen; denn sie stellt für ihn die Realität dar. Nicht er fühlt sich „verrückt" in seinem Denken, Fühlen und Wahrnehmen, die anderen sind aus seiner Sicht gestört, weil sie in einer anderen Realität leben. Deshalb fühlt er sich häufig verkannt, angefeindet oder verfolgt, entwickelt zum Teil Größenwahn und Verfolgungsängste.

Krankhaft verändertes Erlebnisfeld

Alle diese Bewußtseinsstörungen und Wahnzustände führen zu einem krankhaft veränderten Erlebnisfeld, in dem alle Ereignisse des Lebens in absonderlicher Weise verändert wahrgenommen werden und ihre eigene Bedeutung erhalten. Der psychisch Gesunde kann das alles nicht nachvollziehen, es erscheint ihm wirr, unlogisch und chaotisch. Tatsächlich haben wir alle aber ein solches „Chaos" in uns, nur wird es normalerweise im Unbewußten verborgen und dringt nur ansatzweise in den Träumen empor. Diese Kontrolle ist beim Kranken vermutlich durch biochemische Störungen nicht mehr möglich.

Theorie zur Entstehung der Psychosen

Eine Theorie zur Entstehung der Psychosen geht denn auch davon aus, daß die Wahnzustände und anderen Symptome eine Art „Träume zur falschen Zeit" darstellen, die ins Tagesbewußtsein durchbrechen.

Sie sprechen auf menschliche Zuwendung an

So abnorm, wie man laienhaft oft annimmt, sind Menschen mit einer Psychose keineswegs. Sie sprechen durchaus auf menschliche Zuwendung an, können die Fürsorge anderer ebenso wie die Ablehnung wahrnehmen. Deshalb gelingt es auch nicht selten, sie in einer behüteten Umgebung zu fördern, zur Teilnahme am normalen Leben (wenn auch mit Einschränkungen) zu befähigen, sie vielleicht sogar zu heilen. Die Möglichkeiten dieser „mitmenschlichen Psychotherapie" werden bisher viel zu wenig genutzt und durch verbreitete Vorurteile und Ängste behindert.

Die häufigsten endogenen Psychosen

Hauptursachen

Als endogen bezeichnet man Psychosen, die ohne erkennbaren äußeren Anlaß und ohne nachweisbare körperliche Störungen „von innen her" auftreten. Man vermutet, daß Erbfaktoren und damit zusammenhängende biochemische Veränderungen die Hauptursachen sind, aber endgültig nachgewiesen wurde das bisher nicht. Häufigste Formen endogener Psychosen sind manisch-depressive Krankheit und Schizophrenie.

Manisch-depressive Krankheit

Diese Psychose betrifft 0,75 – 1 % der Gesamtbevölkerung, Frauen deutlich häufiger als Männer. Vermutlich besteht eine anlagebedingte (vererbte?) Störung des Adrenalin- und Serotoninstoffwechsels im Gehirn als Hauptursache. Merkmal der manisch-depressiven Krankheit, die man auch als *Zyklophrenie* bezeichnet, ist der phasenhafte

Phasenhafter Wechsel zwischen depressiven und manischen Zuständen

Wechsel zwischen depressiven und manischen Zuständen, wobei meist mehr depressive als manische Phasen auftreten. Die einzelnen Phasen dauern im Durchschnitt $1/2 - 1$ Jahr, teilweise auch wesentlich länger. Dazwischen liegen unterschiedlich lange Zeitabschnitte, in denen keine psychotischen Symptome bestehen.

Depressive Phase

In den depressiven Phasen kommt es zu den Anzeichen einer endogenen Depression. Im Vordergrund stehen dabei Trauer, Pessimismus, Melancholie, oft auch Angst und Schuldgefühle. Ferner wird der Antrieb deutlich eingeschränkt, erkennbar an Teilnahmslosigkeit und allgemeiner körperlicher und seelisch-geistiger Verlangsamung. Schließlich ziehen sich viele Patienten immer mehr in sich zurück, verlassen vielleicht überhaupt nicht mehr ihre Wohnung und vernachlässigen Grundbedürfnisse wie Nahrung und Körperpflege. Körperlich kommt es oft zu wechselnden Mißempfindungen (wie Druck, Schmerz, Beklemmung), Verdauungs- und Herzbeschwerden, Appetitmangel, Gewichtsabnahme und Nachlassen der sexuellen Bedürfnisse. Häufig ist auch der Schlaf stark gestört. Selbstmordgedanken kommen nicht selten vor, werden in der tiefen Depression aber kaum realisiert; die Gefahr ist beim Abklingen der Depression mit verbessertem Antrieb am größten.

Manische Phase

In der manischen Phase, in die eine Depression rasch übergehen kann, wirken die Betroffenen heiter, überschwenglich, euphorisch, hoch erregt, teilweise auch gereizt, wütend und aggressiv. Sie scheinen unermüdlich, leisten aber immer weniger, weil sie sich nicht mehr konzentrieren können und Ideenflucht besteht. Viele wirken auch sehr geschwätzig und fühlen sich körperlich sehr wohl. Das vegetative Nervensystem ist überreizt, was zu deutlichen Anzeichen starker Nervosität führt. Die Manie kann auch ohne Behandlung spontan abklingen, darf aber wegen der Ausschweifungen, des Größenwahns und möglicher Verschwendungssucht nicht einfach hingenommen werden; in schweren Fällen kann zum Selbstschutz sogar die Einweisung in eine psychiatrische Klinik erforderlich werden.

Die Schizophrenie

Spaltungsirresein

Das griechische Wort Schizophrenie (schizein = spalten, phren = Geist, Seele) wird im Sinne von „gespaltenes Bewußtsein" (Spaltungsirresein) verstanden und bezieht sich auf das typische Nebeneinander normaler und krankhafter Empfindungen und Verhaltensweisen. Rund 1 % der Bevölkerung leidet an dieser häufigsten Psychose.

Die Ursachen sind noch ungeklärt

Die Ursachen sind noch ungeklärt, diskutiert werden biochemische Störungen, möglicherweise des Botenstoffs Dopamin im Gehirn, vielleicht auch der Endorphine, die mit Erbanlagen in Beziehung stehen können. Vielleicht kann eine solche Veranlagung latent vorhanden sein und erst unter besonderen psychischen Belastungen akut zum Ausbruch kommen.

Bei etwa $^1/_3$ der Patienten heilt die Schizophrenie nach wenigen Krankheitsschüben wieder aus. Häufiger kommt es zur schubweise verlaufenden Krankheit, die jederzeit zum Stillstand kommen kann, aber oft Restsymptome hinterläßt. Die chronisch fortschreitende Schizophrenie (ungefähr 10 % aller Fälle) entwickelt sich nur langsam, hinterläßt aber auch beim Stillstand praktisch immer Dauerschäden und geht oft sogar in Demenz (geistiger Verfall) über.

Hauptformen der Schizophrenie

Nach der Symptomatik unterscheidet man folgende Hauptformen der Schizophrenie:

Latente Schizophrenie

● *Latente Schizophrenie* oder *schizoide Persönlichkeit* mit bizarr anmutendem Verhalten, Neigung zur sozialen Isolierung, Mißtrauen, Überempfindlichkeit und Wahnideen.

Hebephrenie

● *Hebephrenie,* die meist zwischen dem 14. und 25. Lebensjahr mit kindischem Verhalten und unangepaßten Gefühlsäußerungen (wie Grimassieren, Kichern) beginnt, später zu verwirrtem Denken und besonders schwerem Persönlichkeitszerfall führt.

Katatone Form

● *Katatone Form,* die relativ selten vorkommt; auffällig ist dabei der Wechsel zwischen Überaktivität, bei der sich der Patient wie eine Marionette gesteuert fühlt, seine Bewegungen, aber auch Gedanken und Gefühle nicht mehr kontrollieren kann, und Erstarrung mit versteifter Muskulatur und langem Verharren in teilweise bizarren Haltungen.

Paranoide Schizophrenie

● *Paranoide Schizophrenie,* die sehr häufig vorkommt, oft zwischen dem 30. und 45. Lebensjahr beginnend; auslösend wirkt meist eine psychische Belastung. Typisch sind Halluzinationen, Angst vor fremder Beeinflussung, Verfolgungswahn und andere Wahn-

ideen, häufig auch Depressionen mit hohem Selbstmordrisiko. Diese Form verläuft mit monatelangen
akuten Schüben, nach denen Mißtrauen und Angst
zurückbleiben; jede psychische Belastung kann einen
neuen akuten Schub auslösen.

Symptome   Allgemein gelten die folgenden Symptome als mögliche
Anzeichen der Schizophrenie:

Wahnzustände   ● Wahnzustände, bei denen Wahrnehmungen und Ereignissen eine abnorme Bedeutung beigemessen wird
(oft Verfolgungsideen); sie werden zu einem in sich
geschlossenen Wahnsystem zusammengefügt, das
durch vernünftige Argumente nicht zu erschüttern
ist.

Halluzinationen   ● Halluzinationen, also Trugwahrnehmungen ohne
entsprechende äußere Reize, hauptsächlich akusti-
sche (z. B. Stimmenhören) Täuschungen.

Gefühls- und   ● Gefühls- und Antriebsstörungen mit Trauer, Angst,
Antriebsstörungen   Gefühlskälte und Verkehrung von Gefühlen (z. B.
Heiterkeit bei traurigen Ereignissen), teilweise Antriebsschwäche bis zur völligen Teilnahmslosigkeit
und körperlichen Erstarrung.

Persönlichkeits-   ● Persönlichkeits-(Ich-)störungen, wobei eigene psy-
störungen   chische Vorgänge als fremd erlebt und auf äußere
Einflüsse zurückgeführt werden.

Die Aussichten auf völlige Heilung liegen bei den
leichteren Formen bei ungefähr 20 %, am ungünstigsten
ist die Prognose bei der paranoiden Schizophrenie.

Homöopathische Hilfen bei endogenen Psychosen

Auch die Homöopathie   Auch die Homöopathie kann bei manisch-depressiver
kann keine Heilung   Krankheit oder Schizophrenie keine Heilung verspre-
versprechen   chen, obwohl darüber in der Fachliteratur berichtet
wird. Sie kann aber oft dazu führen, daß der Patient
wieder in die Gesellschaft eingegliedert werden und ein
weitgehend normales Leben mit seinen Restsymptomen
führen kann. Im Gegensatz zur Behandlung durch
chemische Psychopharmaka wird er dabei nicht „gewalt-
sam" angepaßt, was mit erheblichen Nebenwirkungen

verbunden ist; die Psyche kann sich mit Hilfe homöopathischer Medikamente zum Teil selbst bis zu einem gewissen Grad regulieren.

!

> Selbstbehandlung kommt bei Psychosen natürlich nie in Frage, derart schwere seelische Krankheiten erfordern immer fachliche Hilfe. Einleitend können zur Besserung akuter Symptome durchaus chemische Psychopharmaka (vor allem Neuroleptika) angezeigt sein, die später durch homöopathische Medikamente ersetzt werden.

Gelegentlich ist sogar eine Zwangseinweisung in die psychiatrische Klinik gegen den Willen des zur Einsicht unfähigen Patienten erforderlich, damit er vor sich selbst geschützt wird und mit der Therapie begonnen werden kann.

Es erübrigt sich, hier die zur homöopathischen Behandlung geeigneten Hauptmittel genauer anzugeben, sie werden stets vom Therapeuten verordnet. Wir wollen nur einige Wirkstoffe kurz mit den gebräuchlichen Potenzen nennen.

Wirkstoffe:

Manisch-depressive Krankheit:
Bewährt haben sich vor allem Ambra D 12 – D 30, Aurum metallicum C 12 – D 200, Belladonna D 12 – D 200, Ignatia D 12 – D 200, Lycopodium D 12 – D 200, Natrium chloratum D 30 – D 200, Nux vomica D 12 – D 200, Platinum D 12 – D 200.

Schizophrenie:
Dagegen eignen sich besonders Anacardium D 12 – D 30, Belladonna D 12 – D 30. Cannabis D 6 – D 30, Hyoscyamus D 12 – D 30, Nux moschata D 12 – D 30, Stramonium D 12 – D 200, Tarantula D 12 – D 30, Veratrum album D 12 – D 200.

Auch hier gilt wieder, daß man durch Hochpotenzen oft die bessere Wirkung auf die Persönlichkeit erzielt.

Symptomatische Psychosen durch äußere Einflüsse

Während man endogene Psychosen noch nicht genau erklären kann, sind die symptomatischen Formen auf äußere (exogene) Ursachen zurückzuführen. Sie entwickeln sich nicht als eigenständige Krankheit, sondern *Treten als Symptome* treten als Symptome einer anderen Erkrankung auf. *einer anderen* Zum Teil heilen solche Psychosen, wenn die ursächliche *Erkrankung auf* Krankheit ausgeheilt wird, teils sind sie jedoch nicht mehr rückgängig zu machen.

Ursachen exogener Psychosen

Psychotische Symptome können bei verschiedenen Erkrankungen auftreten. Allerdings kann man nicht einfach eine bestimmte Psychoseform genau einer bestimm- *Bei gleichen Ursachen* ten körperlichen Krankheit zuordnen; bei gleichen Ursa- *kann es zu unterschied-* chen kann es zu unterschiedlichen Psychosen kommen. *lichen Psychosen* Zu den häufigsten Ursachen gehören: *kommen*

Häufigste Ursachen:
- Infektionen des Gehirns und der Hirnhaut oder schwerere Infektionskrankheiten außerhalb des Gehirns (z. B. Fleckfieber, Typhus), die oft mit hohem Fieber einhergehen.
- Schädel-Hirn-Verletzungen nach Unfällen oder Hirnreizungen durch physikalische Einflüsse (vor allem Sonnenstich).
- Endokrine Hirnschäden bei hormonellen Störungen, insbesondere bei Über- oder Unterfunktion der Schilddrüse oder Nebennieren.
- Akute oder chronische Vergiftungen, vornehmlich bei Alkoholmißbrauch.
- Herz-Kreislauf-Erkrankungen mit Mangeldurchblutung des Gehirns, hauptsächlich Verkalkung der Hirnarterien.
- Altersbedingte Abbauerscheinungen des Gehirns, oft mit Schwund der Hirnrinde.
- Schlaganfall oder Tumoren im Gehirn.

● Hirnfunktionsstörungen durch medikamentöse Unterdrückung anderer Krankheiten, die dadurch „nach innen schlägt", zum Beispiel nach Kortisonbehandlung von Hautleiden, aber auch nach Impfungen.
● Frühkindliche Hirnschädigung zum Beispiel durch Alkoholmißbrauch der Mutter während der Schwangerschaft und Stillzeit, durch Infektionen oder Unfälle nach der Geburt.

Diese und andere organische Ursachen einer symptomatischen Psychose können nur durch fachliche Untersuchung genau festgestellt und gezielt behandelt werden.

Häufige Krankheitsbilder

Unterschiedlich stark ausgeprägte Störungen des Bewußtseins

Symptomatische Psychosen führen in der Regel zu unterschiedlich stark ausgeprägten Störungen des Bewußtseins. Sie gehen vor allem mit Verwirrtheitszuständen, Sprachstörungen, Halluzinationen, Depressionen, Ängsten, Verfolgungswahn und Schizophrenie-ähnlichen Symptomen einher. Im Prinzip unterscheidet man 2 große Gruppen dieser Erkrankungen wie folgt:

Reversible symptomatische Funktionspsychosen

● Reversible (rückgängig zu machende) symptomatische Funktionspsychosen, die vorwiegend bei akuten und chronischen Hirnkrankheiten, Hirnverletzungen und -tumoren, durch Alkohol- und Arzneimittelmißbrauch entstehen. Dadurch kommt es vor allem zur Verlangsamung des Denkens und der Bewegungen, Angst, Depressionen, Apathie, Gedächtnisstörungen, Desorientierung, Halluzinationen und Wahnzuständen, in schweren Fällen auch Bewußtlosigkeit im Koma. Die psychotischen Symptome bilden sich zurück, wenn die ursächliche Krankheit ausgeheilt ist.

Irreversibles organisches Psychosyndrom

● Irreversibles (nicht mehr rückgängig zu machendes) organisches Psychosyndrom, das unter anderem bei Hirndurchblutungsstörungen, Hirnembolien, im fortgeschrittenen Stadium der Geschlechtskrankheit Syphilis, durch chronische Vergiftungen, Hirnverletzungen oder altersbedingten Abbau der Hirnrinde entsteht. Dabei kommt es je nach Ausdehnung der hirnorganischen Störung zu unterschiedlich schweren Veränderungen der Intelligenz bis hin zur Idiotie, Veränderungen der Persönlichkeit, Desorientiertheit, Verwirrtheitszuständen, Depressionen, Angstzuständen, Apathie bis hin zur völligen Hilflosigkeit. Zum Teil bestehen gleichzeitig reversible und irreversible Syndrome, so daß eine teilweise Besserung des Zustands im Einzelfall möglich ist.

Homöopathische Therapie der Ursachen

Die Behandlung richtet sich stets nach den Ursachen

Die Behandlung symptomatischer Psychosen richtet sich stets nach den Ursachen, die durch fachliche Untersuchung zu klären sind. Homöopathische Heilmittel genügen dazu nicht immer; denn eine Hirnverletzung oder ein Hirntumor erfordern zum Beispiel meist eine Operation, Hirninfektionen oft Antibiotika. Aber fast immer können homöopathische Wirkstoffe die anderen Heilverfahren ergänzen. Wenn eine völlige Rückbildung der Symptomatik nicht mehr möglich ist, kann dadurch oft wenigstens das Befinden gebessert und der rasche Verfall der Persönlichkeit und geistigen Leistungsfähigkeit aufgehalten werden.

Keine Selbstbehandlung!

Selbstbehandlung ist bei symptomatischen Psychosen unmöglich.

Deshalb erübrigt es sich, hier die geeigneten homöopathischen Mittel genauer zu beschreiben. Wir wollen nur kurz einige der häufiger gebrauchten zur Information nennen.

Funktionspsychosen:
Geeignet sind unter anderem Acidum sulfuricum D 12 – D 30, Arnica D 4 – D 30, China D 12 – D 30, Cuprum D 12 – D 30, Gelsemium D 30, Hypericum D 4 – D 30, Kalium bichromicum D 12 – D 30, Lachesis D 12 – D 30, Lyssa D 12 – D 30, Nux vomica D 12 – D 30, Opium D 12 – D 30, Pulsatilla D 4 – D 30, Silicea D 12 – D 30, Thuja D 30 – D 200, Zincum D 30 – D 200.

Irreversibles Psychosyndrom:
Zur Linderung der nicht mehr rückgängig zu machenden Symptome eignen sich vor allem Agaricus muscarius D 30, Ambra D 4–D 30, Apis D 4–D 30, Arnica D 12–D 30, Aurum D 12–D 30, Barium carbonicum D 6–D 30, Conium D 12–D 30, Cuprum D 12–D 30, Kalium jodatum D 4, Phosphorus D 30–D 200, Plumbum D 30, Secale D 6–D 30, Viscum album D 6.

Hohe und höchste Potenzen werden bei den organisch verursachten Psychosen nicht so häufig verwendet, oft auch nur zusätzlich neben tiefen bis mittleren Potenzen. Zum Teil sind noch andere homöopathische Wirkstoffe erforderlich, die nicht das psychotische Krankheitsbild, sondern gezielt die organische Krankheit beeinflussen.

Die häufigen psychosomatischen Krankheiten

Körperliche Beschwerden, die mit durch den Einfluß seelisch-nervöser Vorgänge entstehen

Als psychosomatisch (psychisch = seelisch, somatisch = körperlich) bezeichnet man alle körperlichen Beschwerden, die mit durch den Einfluß seelisch-nervöser Vorgänge entstehen. Umgangssprachlich meint man oft, die Betroffenen seien „eingebildete Kranke", weil den körperlichen Funktionsstörungen kein eindeutiger Befund zuzuordnen ist, aber damit tut man ihnen bitter unrecht. Sie leiden tatsächlich erheblich unter ihren Beschwerden, teilweise stärker als bei einer rein körperlichen Krankheit, und aus den chronischen Funktionsstörungen können sich im Lauf der Zeit organische Erkrankungen entwickeln.

Weit verbreitet

Psychosomatische Erkrankungen sind heute weit verbreitet. Man schätzt, daß mindestens 40 %, wahrscheinlich sogar 70–75 % aller Patienten, die einen Arzt aufsuchen, zumindest teilweise durch seelisch-nervöse Ursachen krank wurden.

Körperlich krank durch seelische Einflüsse

Körper und Seele bilden eine Einheit

Körper und Seele bilden eine Einheit, stehen ständig in enger Wechselbeziehung zueinander. Deshalb können körperliche Krankheiten das seelische Befinden erheblich stören, umgekehrt psychische Störungen zu psychosomatischen Funktionsstörungen des Körpers führen. Das wichtigste Bindeglied zwischen Körper und Seelenleben stellt bei psychosomatischen Krankheiten das vegetative Nervensystem dar. Die psychischen Belastungen führen zu Regulationsstörungen im vegetativen Nervensystem, das ohne Zutun von Verstand und Willen zahlreiche Körperfunktionen steuert. Wenn das vegetative Gleichgewicht gestört ist, können auch die vom vegetativen Nervensystem gesteuerten organischen Funktionen nicht mehr korrekt ablaufen. Als Folge kommt es zu Veränderungen der biochemischen Informationsübertragung von den Nervenenden auf die Organe, deren Funktionen gestört werden.

Psychische Belastungen führen zu Regulationsstörungen im vegetativen Nervensystem

Aus Funktionsstörungen der Organe können echte körperliche Krankheiten entstehen

Im Lauf der Zeit können sich aus den bloßen Funktionsstörungen der Organe auch „echte" körperliche Krankheiten entwickeln, z. B. ein Herzinfarkt oder ein Magengeschwür. Bevorzugt wirken sich die funktionellen Störungen auf Organe aus, die vorher schon geschädigt waren, etwa durch ungünstige Erbanlagen, Infektionskrankheiten, Verletzungen oder Operationen. Die auf solche Weise geschwächten Organe können den psychisch verursachten Funktionsstörungen auf Dauer nicht genügend Widerstand entgegensetzen und werden „richtig" krank.

An psychosomatischen Krankheiten sind hauptsächlich folgende Faktoren beteiligt:

Ursachen:

● Fehlentwicklungen der Persönlichkeit, deren Ursachen oft schon in der frühen Kindheit geschaffen werden, vor allem neurotische Störungen, die auf den Körper übertragen werden;

● aktuelle Lebensprobleme und -konflikte, insbesondere emotionaler Streß, Frustrationen und unterdrückte Aggressionen;

- allgemeine Schwäche des vegetativen Nervensystems mit chronischer Dysregulation und Anzeichen dauernder Nervosität;
- körperliche Faktoren, insbesondere Schwächung einzelner Organe durch Vorkrankheiten, Verletzungen oder Operationen.

Je nach Einzelfall sind die Ursachen psychosomatischer Störungen mehr im seelisch-nervösen oder körperlichen Bereich zu suchen. Nach heutigem Wissen muß man wohl davon ausgehen, daß psychische Einflüsse praktisch bei allen körperlichen Erkrankungen – angefangen beim banalen Schnupfen bis hin zum Krebs – eine unterschiedlich wichtige Rolle spielen. Die körperlichen Krankheitsursachen müssen stets gründlich untersucht und gezielt neben den psychischen behandelt werden. Grundsätzlich ist bei psychosomatischen Erkrankungen immer fachliche Hilfe notwendig.

Psychische Einflüsse spielen praktisch bei allen körperlichen Erkrankungen eine wichtige Rolle

Herz-Kreislauf-Funktionsstörungen

Psychosomatische Herz-Kreislauf-Beschwerden gehen oft einher mit Druck- und Engegefühl in der Herzgegend, zum Teil auch mit Schmerzen, die in den linken Arm ausstrahlen. Häufig bestehen auch noch Angstzustände, Schwindel, chronisch kalte Glieder und Störungen der Blutdruckregulation, vor allem Bluthochdruck. Ausgelöst werden solche Beschwerden häufig durch zwischenmenschliche Probleme, Trennungsängste und Todesfälle, die auch Depressionen hervorrufen können. Ferner spielen oft hoher Streß, übertriebener Ehrgeiz, Termindruck und Überbewertung äußerer Erfolge eine wichtige Rolle dabei. Bluthochdruck steht zusätzlich häufig mit unterdrückter Aggressivität in Beziehung. Dauern die seelisch-nervösen Funktionsstörungen länger an, drohen als „echte" körperliche Krankheiten vor allem Arterienverkalkung, Herzinfarkt und Schlaganfall; außerdem kann chronischer Streß die Blutfettwerte um bis zu 40 % erhöhen.

Ursachen

117

Homöopathische Behandlung	Die homöopathische Behandlung wird nach fachlicher Verordnung durchgeführt. Vor allem folgende Mittel bewähren sich gut:
Acidum phosphoricum	● *Acidum phosphoricum D 12 – D 30* bei schwächlichen, erschöpften, apathischen Menschen mit niedrigem Blutdruck und beschleunigtem Puls.
Aconitum	● *Aconitum D 12 – D 30* bei kräftigen, unruhigen Patienten mit Bluthochdruck und Herzjagen.
Ambra	● *Ambra D 4 – D 30,* wenn Stimmungsschwankungen, Depressionen, Herzbeschwerden und Schlafstörungen bestehen.
Argentum nitricum	● *Argentum nitricum D 12 – D 30* bei hageren, gereizten, überempfindlichen Menschen mit anfallsweisem Herzjagen, oft verbunden mit Angstzuständen.
Aurum	● *Aurum D 30 – D 200,* wenn Depressionen mit Herzklopfen, Unruhe und Bluthochdruck bestehen.
Barium carbonicum	● *Barium carbonicum D 30 – D 200* bei ängstlichen Patienten mit Arterienverkalkung und Bluthochdruck.
Calcium phosphoricum	● *Calcium phosphoricum D 12 – D 200* bei schlanken, schwächlichen, nervösen Patienten mit Herzschmerzen und -klopfen, oft zusätzlich Atemnot.
Coffea	● *Coffea D 4 – D 6* (teils bis D 200), wenn nervöses Herzklopfen und Herzangst bestehen, oft im Zusammenhang mit Mißbrauch von Kaffee, Alkohol oder Nikotin.
Lachesis	● *Lachesis D 12 – D 30* bei aufgeregten, aggressiven Menschen mit Bluthochdruck.
Lilium tigrinum	● *Lilium tigrinum D 6 – D 30,* wenn nervöse Herzbeschwerden in der Pubertät oder in den Wechseljahren auftreten.
Naja tripudians	● *Naja tripudians D 12 – D 30* bei Herzrhythmusstörungen mit beschleunigtem Herzschlag, Angina pectoris und Neigung zum Kreislaufkollaps.

Beschwerden der Atemwege

An den Atemwegen treten bei psychosomatischen Funktionsstörungen vor allem asthmaartige Zustände mit Atemnot durch Verkrampfung der Bronchien auf, die vor allem die Ausatmung behindern. Deshalb füllen sich die Lungen immer stärker mit Luft, und es kann nicht *Ursachen* mehr richtig durchgeatmet werden. Solche Zustände beruhen oft auf einer gestörten Beziehung zur Mutter, die übermäßig behütete und dadurch die freie Entfaltung behinderte. Diese verdrängte Ursache wird später auf andere zwischenmenschliche Beziehungen übertragen und führt dazu, daß man einerseits große Nähe wünscht, die andererseits aber gefürchtet und abgewehrt wird. Dieser Konflikt erzeugt innere Spannungen mit Verkrampfung der Bronchien.

Ferner spielen bei asthmaartigen psychosomatischen Krankheiten oft angestaute Gefühle eine Rolle, die man nicht offen zu zeigen und abzureagieren wagt, häufig Aggressionen. Ganz allgemein kommen Störungen der Atmung häufig bei Nervosität vor.

Homöopathische Behandlung
Homöopathisch behandelt man in solchen Fällen vor allem durch folgende Mittel:

Arsenum
● *Arsenum D 30 – D 200* bei schwächlichen, unruhigen, nervösen Menschen, die viel Wärme (auch gefühlsmäßig) brauchen; ihre Atemnot entsteht oft aus dem unerfüllten, übersteigerten Bedürfnis nach menschlicher Nähe.

Calcium carbonicum
● *Calcium carbonicum D 30 – D 200* bei ängstlichen, pessimistischen, körperlich und seelisch-geistig trägen Patienten, die ihre Gefühle nicht preisgeben können und deshalb an Atemnot leiden.

Hepar sulfuris
● *Hepar sulfuris D 30 – D 200* für überempfindliche, gereizte, leicht verärgerte Patienten, die häufig auch an Erkältungen leiden und bei denen die Bronchialentzündung die Atemstörungen verschlimmert.

Kalium carbonicum
● *Kalium carbonicum D 30 – D 200* bei gereizten, ängstlichen Menschen, die nicht allein sein können, menschliche Nähe aber auch fürchten; der Konflikt

ihrer widerstrebenden Bedürfnisse drückt sich oft in
Atemstörungen aus.

Natrium sulfuricum

● *Natrium sulfuricum D 12 – D 30,* wenn Atemnot mit
Depressionen in Beziehung steht.

Störungen der Verdauungsorgane

Symptome

Funktionelle Beschwerden im Bereich der Verdauungsorgane gehen meist mit Koliken, Blähungen, Völlege-
fühl, Magendruck, Sodbrennen, Durchfall und Verstopfung (oft abwechselnd) einher, vielfach ist auch der
Appetit gestört, so daß es zu Gewichtsveränderungen
und Mangelzuständen kommt.
Die ständigen Funktionsstörungen können schließlich
zu organischen Schäden führen, besonders oft zu Ma-
gen- und Zwölffingerdarmgeschwüren, die als typische
psychosomatische Krankheiten im Bereich des Verdau-
ungssystems gelten. Aber auch bei chronischen Magen-
und Darmschleimhautentzündungen oder Gallenblasenleiden spielen psychisch-nervöse Einflüsse oft eine Rolle.

Seelische Ursachen

Die seelischen Ursachen solcher Erkrankungen können
bis in die Kindheit zurückreichen, häufig besteht eine
neurotische Fehlentwicklung der Persönlichkeit. Im weiteren Leben entstehen psychosomatische Störungen der
Verdauungsorgane oft durch „unverdauliche" Erfahrungen, mit denen man nicht fertig wird. Vielleicht muß man
im Leben zu viel „schlucken", Gefühle und Aggressionen
übermäßig unterdrücken. Ängste spielen vor allem bei
Durchfall eine Rolle, während man bei chronischer
Verstopfung oft nicht „loslassen", sich von belastenden
Situationen oder zwischenmenschlichen Beziehungen
nicht befreien kann.

*Homöopathische
Behandlung*

Zur homöopathischen Behandlung werden folgende
Hauptmittel eingesetzt:

Antimonium crudum

● *Antimonium crudum D 12 – D 30* bei Übergewichti-
gen mit Blähungen und Magenschleimhautentzündung.

Argentum nitricum
● *Argentum nitricum D 12 – D 30* bei sensiblen, schlanken Menschen, die zu Nervosität, Angst und Durchfall neigen.

Belladonna
● *Belladonna D 12 – D 30* bei lebhaften Personen mit krampfartigen Oberbauchbeschwerden, Erbrechen und Störungen der Gallenblase.

Carduus marianus
● *Carduus marianus D 1 – D 12,* wenn Leberfunktionsstörungen, Verstopfung und Übergewicht bestehen.

Chamomilla
● *Chamomilla D 12 – D 30* (oder bis D 200) bei launischen, gereizten Menschen, die zu Bauchkoliken, Durchfall und allgemeinen Verdauungsstörungen neigen.

Chelidonium
● *Chelidonium D 4 – D 30* bei erschöpften, ängstlichen, deprimierten Patienten mit Gallenblasenbeschwerden und Durchfall.

Graphites
● *Graphites D 30* (oder D 200) bei Übergewicht mit Depressionen, Blähungen, oft verbunden mit Heißhunger.

Ignatia
● *Ignatia D 30 – D 200* bei Überempfindlichkeit, Launen und Erregungszuständen mit Verdauungsbeschwerden, zum Teil Magengeschwüren.

Ipecacuanha
● *Ipecacuanha D 4 – D 12,* wenn Übelkeit und Erbrechen aus seelisch-nervösen Ursachen bestehen.

Iris versicolor
● *Iris versicolor D 4* bei saurem Erbrechen durch Überreizung des Vagusnervs im vegetativen Nervensystem.

Jodum
● *Jodum D 12 – D 30* bei Unruhe, Erschöpfung, Abmagerung und fettigen Durchfällen.

Kreosotum
● *Kreosotum D 12 – D 30,* wenn chronische Magenkrankheiten mit Erbrechen durch psychische Einflüsse bestehen.

Mandragora
● *Mandragora D 12 – D 30* bei Nervosität, Gereiztheit, wechselnden Stimmungen, Blähungen und Gallenblasenbeschwerden.

Natrium chloratum
● *Natrium chloratum D 30* (teils bis D 200), wenn Verstopfung durch Depressionen und chronische Sorgen auftritt.

Nux vomica
● *Nux vomica D 12 – D 30* bei Gereiztheit, Magenbeschwerden mit Sodbrennen, Hämorrhoiden und krampfartiger Verstopfung.

Phosphorus

● *Phosphorus D 12 – D 30* bei schlanken, nervösen Menschen, die zu Blähungen und fettreichen Durchfällen neigen.

Robinia

● *Robinia D 4* bei Nervosität mit Verstopfung und Übersäuerung des Magens zur symptomatischen Behandlung.

Psychosomatische Hautleiden

Die Haut stellt sowohl das Kontaktorgan als auch die Abgrenzung zur Umwelt dar. Dem entspricht im psychischen Bereich das Kontaktbedürfnis bei gleichzeitiger Wahrung der Individualität, woraus sich Konflikte ent-

Ursachen

wickeln können. Hautkrankheiten bringen besonders oft unterdrückte Gefühle, Bedürfnisse und sexuelle Wünsche zum Ausdruck, oft auch Kontaktängste und Aggressionen oder allgemein Überreizungen des vegetativen Nervensystems.

Vermutlich spielen seelisch-nervöse Einflüsse bei den meisten Hautleiden eine gewisse Rolle. Besonders deut-

Juckreiz deutet häufig auf innere Spannungen und Ängste hin

lich wird das bei Juckreiz, der verschiedene Hautkrankheiten begleitet; er deutet häufig auf innere Spannungen und Ängste hin, die über die Haut abreagiert werden, zum Teil auch auf unterdrückte Aggressionen, die man gegen sich selbst richtet. Außerdem kann mit dem Kratzen ein sexuelles Lustgefühl verbunden sein. Bei Neigung zum übermäßigen Schwitzen bestehen oft unterdrückte Ängste und Erregungszustände, Schwitzen an den Händen kommt vor allem bei Kontaktängsten vor. Ein besonderes Problem stellt das heute immer häufiger

Neurodermitis

auftretende endogene Ekzem (Neurodermitis) dar, dessen Verlauf eindeutig durch psychische Einflüsse bestimmt wird; vermutlich steht dahinter vor allem das Bedürfnis nach mehr Aufmerksamkeit und Zuwendung. Die genauen Ursachen müssen fachmännisch ermittelt werden, daher erübrigt sich hier eine genaue Beschreibung der geeigneten Mittel. Wir wollen nur kurz einige

Homöopathische Wirkstoffe

homöopathische Wirkstoffe nennen, die sich oft bewährt haben.

Juckreiz:
Anacardium D 6–D 12, Arsenicum album D 30, Platinum D 30–D 200, Sepia D 30–D 200, Sulfur D 30–D 200, Urtica urens D 4.

Übermäßiges Schwitzen:
Acidum sulfuricum D 6–D 12, Calcium carbonicum D 12–D 30 (oder D 200), China D 12–D 30, Jaborandi D 3–D 4, Natrium carbonicum D 12–D 30, Sambucus nigra D 4, Silicea D 12–D 30, Thuja D 30.

Neurodermitis:
Ammonium muriaticum D 12–D 30, Apis D 12–D 30, Ignatia D 30–D 200, Lachesis D 30–D 200, Natrium chloraticum D 200, Pulsatilla D 30–D 200, Staphisagria D 12–D 30.

Zum Teil empfiehlt es sich, die akuten Hautsymptome durch tiefe Potenzen zu lindern, die eigentlichen seelisch-nervösen Faktoren dagegen durch Hochpotenzen.

Allergische Erkrankungen

Zusammenhang mit dem Seelenleben

Auch bei Allergien, die heute stark zunehmen, wird mittlerweile ein enger Zusammenhang mit dem Seelenleben angenommen. Sie können als innere Abwehr gegen Ereignisse, Erfahrungen, Anforderungen und andere psychische Belastungen verstanden werden, gegen die man sich nicht offen zur Wehr setzen kann und deshalb symbolisch durch Allergie reagiert. Oft handelt es sich um Menschen, die aus Angst die Fülle der Lebensmöglichkeiten nicht auszuschöpfen wagen, die Berührung mit dem „prallen" Leben (auch mit der Sexualität) scheuen und sich davon zurückziehen. Teilweise stehen auch unterdrückte Aggressionen und Gefühle dahinter, vielleicht auch eine ständige innere Verteidigungshaltung gegen andere, von denen man sich dauernd bedroht und angegriffen fühlt.

Teilweise stehen auch unterdrückte Aggressionen und Gefühle dahinter

123

Allergische Krankheiten treten hauptsächlich im Bereich der Atem- und Verdauungsorgane sowie an der Haut auf. Zu den typischen Erkrankungen gehören Ausschläge, Ekzeme, Durchfall, Bronchialasthma und Heuschnupfen.

Therapie Zur Therapie dieser und der zahlreichen anderen allergischen Krankheiten ist es oft notwendig, neben der körperlichen auch die seelisch-nervöse Überempfindlichkeit abzubauen. Beide Therapieziele sind durch homöopathische Mittel gut zu erreichen. Zur Grundbehandlung haben sich oft die folgenden beiden Wirkstoffe bewährt:

Acidum formicicum ● *Acidum formicicum D 4 – D 30* zur allgemeinen Umstimmung bei allen allergischen Krankheiten, vor allem Hautallergien und Asthma.

Hepar sulfuris ● *Hepar sulfuris D 30* bei überempfindlichen, gereizten, deprimierten Menschen, die auf äußere Einflüsse körperlich und seelisch-nervös „allergisch" reagieren.

Daneben gibt es eine große Zahl weiterer spezifischer Mittel, die individuell vom Therapeuten verordnet werden müssen. Zum Teil wurden sie bereits bei den Beschwerden der Atemwege, Verdauungsorgane und Haut genannt. Eine weitere Aufzählung erübrigt sich hier, weil nur der Therapeut die individuell angezeigten homöopathischen Mittel auswählen kann.

Sexuelle Störungen

Auch in unserer sexuell freizügigeren Gesellschaft kommen Impotenz bei Männern und Frigidität bei Frauen aus seelischen Ursachen immer noch häufig vor. Die

Impotenz *Impotenz* führt zu Störungen der sexuellen Erregung mit ungenügender Erektion, die Orgasmusfähigkeit mit lustvoller Lösung wird behindert oder unmöglich. Bei

Frigidität *Frigidität* gelangt die Frau nicht zum sexuellen Höhepunkt, teilweise treten Verkrampfungen und Schmerzen beim Geschlechtsverkehr auf.

Hauptursache ist immer noch eine falsche Sexualerziehung Hauptursache vieler sexueller Störungen ist immer noch eine falsche Sexualerziehung. Sie führt dazu, daß man ein gestörtes Verhältnis zur Sexualität bekommt, das die normalen sexuellen Reaktionen be- und verhindert. Außerdem spielen oft Partnerprobleme eine Rolle. Häufig kann auch Erwartungsangst dahinter stehen; denn wenn man einmal das „sexuelle Versagen" erlebte, neigt man beim nächsten Versuch zur Selbstbeobachtung; dadurch werden die normalen sexuellen Abläufe empfindlich gestört, und die Angst vor dem „Versagen" bestätigt und verstärkt sich – ein Teufelskreis von sich selbst erfüllenden negativen Erwartungen kommt in Gang. Schließlich können auch noch beruflicher und privater Streß, Müdigkeit, körperliche oder nervöse Erschöpfung und Depressionen oft eine Rolle spielen. Auch an körperliche Erkrankungen muß gedacht werden, z. B. Zuckerkrankheit oder Verkalkung der Baucharterien. Deshalb ist immer eine gründliche körperliche Untersuchung notwendig, ehe man von seelisch-nervösen Ursachen ausgehen darf.

Zur Behandlung von Impotenz und Frigidität, die nicht körperlich verursacht werden, ist oft Psychotherapie notwendig. Die Homöopathie kann die seelische Behandlung gut unterstützen, wenn die Medikamente individuell richtig verordnet werden. Die nachstehend kurz genannten helfen oft gut:

Erwartungsangst

Andere Ursachen

Oft ist Psychotherapie notwendig

Homöopathische Mittel *Impotenz:*
Argentum nitricum D 30 (vor allem bei negativen Erwartungen), Arsenicum album D 30 – D 200, Damiana D 12 – D 30, Lycopodium D 30 – D 200, Natrium chloratum D 30 – D 200, Nux moschata D 30 (vor allem bei Erschöpfungszuständen), Opium D 30, Silicea D 12 – D 30.

Frigidität:
Lachesis D 30 – D 200 (besonders bei gleichzeitigem starkem sexuellem Verlangen), Natrium chloratum D 200 (oft bei schmerzhaftem Geschlechtsverkehr), Platinum D 30 – D 200, Pulsatilla D 30 – D 200, Sepia D 30 – D 200.

Chronische Schmerzzustände bei psychischem Schmerz

Schmerz und Psyche stehen in enger Beziehung miteinander

Schmerz und Psyche stehen in enger Beziehung miteinander. Manche Menschen leiden schon bei geringen Schmerzen sehr stark, andere ertragen selbst heftige Dauerschmerzen fast stoisch. Diese unterschiedlichen Reaktionen sind mit aus der Psyche zu erklären.

Am Anfang chronischer Schmerzen kann durchaus eine schmerzhafte organische Erkrankung stehen. Aber auch wenn diese vollständig ausgeheilt ist, verschwinden die Schmerzen nicht, sondern bestehen unvermindert oder abgeschwächt fort.

Teilweise treten die chronischen Schmerzen allein aus seelischen Ursachen auf

Teilweise treten die chronischen Schmerzen auch ohne körperliche Krankheit allein aus seelischen Ursachen auf. Das verdrängte seelische Leid, das dahinter steht, findet im körperlichen Schmerz eine Art „Ventil", den Betroffenen wird die unangenehme Auseinandersetzung mit den psychischen Problemen erspart, die sie mehr als körperliche Schmerzen fürchten.

Zu den häufigsten psychosomatischen Schmerzzuständen gehören unklare Kopfschmerzen und Rückenschmerzen. Ab und zu leidet wohl jeder Mensch einmal darunter, z. B. bei Aufregungen, Mißerfolgen und anderen Alltagsbelastungen. Bei psychisch stabilen Menschen dauern die Schmerzen aber nicht lange; sie verarbeiten die Ursachen, der Schmerz verschwindet wieder. Anders bei psychisch gestörten Menschen, die dauerhaft erschüttert werden, die Ursachen verdrängen und deshalb vor allem chronische schmerzhafte Verspannungen der Muskulatur und Krämpfe der Hirnarterien entwickeln.

Kopf- und Rückenschmerzen

Andere Schmerzzustände

Daneben können noch zahlreiche andere Schmerzzustände auftreten, z. B. durch Verkrampfung der Verdauungs- oder (bevorzugt bei Frauen) Unterleibsorgane, Nervenschmerzen in allen Körpergebieten, Herzschmerzen und rheumaartige Gelenkbeschwerden.

Typisch für solche psychosomatischen Schmerzzustände ist vor allem, daß sich dafür keine organischen Ursachen feststellen lassen oder die vorhandenen körperlichen Defekte nicht so schwerwiegend sind, um die Schmerzen zu erklären, und daß ansonsten bewährte Arzneimittel gegen körperliche Krankheiten nicht oder nur unzureichend helfen. Völlige Klarheit bringt aber nur die gründliche Untersuchung des Therapeuten, die nicht unnötig aufgeschoben werden darf.

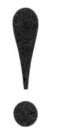

> Selbstbehandlung kommt bei chronischen Schmerzen nicht in Frage, damit keine Krankheit verschleppt wird. Allenfalls vorübergehend darf bis zur Untersuchung einmal ein homöopathisches Mittel – oder auch eine Schmerztablette – gegen Kopfschmerzen und Rückenschmerzen zur Soforthilfe eingenommen werden.

Dazu haben sich die nachstehenden homöopathischen Medikamente gut bewährt.

Kopfschmerzen

Argentum nitricum

- *Argentum nitricum D 12 – D 30* bei Kopfschmerzen mit Schwindel, Nervosität, Angstzuständen, Herz- und Verdauungsbeschwerden.

Cedron

- *Cedron D 3 – D 4* bei regelmäßig wiederkehrenden Schmerzen vor allem in der linken Kopfhälfte.

Cimicifuga

- *Cimicifuga D 4 – D 12* vor allem bei Frauen, die an Kopfschmerzen, Nervosität, Angstzuständen und Depressionen leiden.

Niccolum metallicum

- *Niccolum metallicum D 6* bei nervösen Kopfschmerzen, die oft mit psychosomatischen Verdauungsbeschwerden verbunden sind und vorwiegend morgens auftreten.

Rückenschmerzen

Natrium chloratum

- *Natrium chloratum D 12 – D 15* bei depressiven Menschen mit Schmerzen entlang der Wirbelsäule.

Niccolum sulfuricum

- *Niccolum sulfuricum D 6* bei Schmerzen mit Mißempfindungen entlang der Wirbelsäule, oft auch Schwäche und Zittern in den Beinen.

Rhus toxicodendron

● *Rhus toxicodendron* D 6 – D 12, wenn rheumaartige Schmerzen der Rückenmuskulatur bestehen.

Bei allen anderen Schmerzzuständen soll keine Selbsthilfe erfolgen, damit das Krankheitsbild nicht verändert wird und dann auch dem Fachmann die Diagnose schwerfällt.

Sonstige psychosomatische Leiden

Das Seelenleben ist an fast allen körperlichen Erkrankungen beteiligt

Aus seelisch-nervösen Ursachen können noch zahlreiche andere Krankheitserscheinungen auftreten. Es gibt wahrscheinlich kaum eine körperliche Erkrankung, an der das Seelenleben nicht in irgendeiner Weise beteiligt ist, weil es zum Beispiel die körpereigenen Widerstandskräfte schwächt. Unter anderem werden psychosomatische Ursachen noch bei folgenden Krankheiten diskutiert:

● Blasen-Nieren-Leiden, bei denen ein Konflikt zwischen unbewußtem Festhalten (oft an einer Person) und bewußtem Wunsch nach einer Loslösung bestehen kann;

● Hör- und Sehstörungen, die darauf hinweisen können, daß man etwas nicht mehr hören (z. B. ständige Vorwürfe) oder nicht mehr sehen (z. B. einen Menschen) will, weil man es nicht mehr erträgt, zu stark dadurch belastet wird;

● Krebskrankheiten, bei denen häufig Unterdrückung von Gefühlen (oft von frühester Kindheit an) und ein längerer Zustand der Hoffnungslosigkeit als psychische Ursachen bestehen; dadurch werden wahrscheinlich die Abwehrkräfte des Körpers besonders stark eingeschränkt.

Diese und andere psychosomatische Krankheiten sind der Selbstbehandlung nicht zugänglich. Die Behandlung, die sich nicht auf homöopathische Mittel beschränken muß, verordnet stets der Therapeut, nachdem die Diagnose gesichert ist.

Homöopathische Psychopharmaka für den Hausgebrauch

Auswahl bewährter Mittel von A bis Z

Zum Abschluß stellen wir in alphabetischer Reihenfolge noch einige homöopathische Wirkstoffe ausführlicher vor. Sie zeichnen sich durch ein breites Wirkungsspektrum bei vielen psychisch und psychosomatisch Kranken aus und eignen sich deshalb versuchsweise auch zur Selbsthilfe. Ein Arzneistoff ist desto besser im Einzelfall geeignet, je mehr individuelle Eigenheiten (Personotropie), Körperfunktionen (Funktiotropie) und besondere Umstände (Modalitäten) des Patienten mit den Angaben zum Mittel übereinstimmen.

Acidum phosphoricum D 12 – D 30

Personotropie: Nervenschwäche, Erschöpfungszustände, seelisch-geistige Anspannung, Beschwerden durch Sorgen und Frustration.
Funktiotropie: Neigung zu Blutunterdruck mit Herzjagen und Durchfall bei Aufregungen.
Modalitäten: Anstrengungen und Aufregungen verschlimmern, Ruhe und Schlaf bessern die Beschwerden.

Aconitum D 12 – D 30

Personotropie: kräftige Menschen, die zu Unruhe und Angst vor allem nachts neigen.
Funktiotropie: Akute Beschwerden treten mit Herzjagen auf.
Modalitäten: Symptome entstehen durch Angst, Schreck und Kälte, bessern sich durch Ruhe und verschlimmern sich nachts.

Alumina D 12 – D 30

Personotropie: mager, geschwächt, vergeßlich, eingeschränkt-träge geistige Leistungs- und seelische Erlebnisfähigkeit.

Funktiotropie: Schwindel, Mißempfindungen wie Taubheit und Kribbeln im Körper, kalte, trockene Haut, oft Verstopfung.
Modalitäten: Kartoffeln werden oft schlecht vertragen.

Ammonium muriaticum D 12 – D 30

Personotropie: Übergewicht, Blässe, Neigung zu Depressionen bei Sorgen, unlösbaren Konflikten und Problemen.
Funktiotropie: vegetative Fehlregulationen mit Durchblutungsstörungen, oft auch Ischias, Neigung zu Erkältungen.
Modalitäten: Verschlechterung der Beschwerden durch feuchte Kälte und am Morgen.

Anacardium D 4 – D 30

Personotropie: ängstliche Gereiztheit, Depressionen, Launenhaftigkeit, Entschlußschwäche, gespaltene Persönlichkeit, psychotische Zustände.
Funktiotropie: Magen-, Zwölffingerdarmgeschwüre, Ekzeme und andere Hautleiden, ständiger Hunger.
Modalitäten: Besserung gegen Abend und nach dem Essen, schlimmer morgens und nach Anstrengungen.

Argentum nitricum D 12 – D 30

Personotropie: Verstandesmenschen mit Nervenschwäche, Selbstunsicherheit und Ängsten oder Phobien.
Funktiotropie: Herzjagen, Durchblutungsstörungen, Sodbrennen, nervöser Durchfall.
Modalitäten: Symptome durch Angst, bei Erregung und negativen Erwartungen.

Aurum D 30 – D 200

Personotropie: übergewichtige Melancholiker, Depressionen mit Suizidgefahr.
Funktiotropie: Herzangst und -klopfen, Blutandrang zum Kopf mit Hitzegefühl, allgemeine Unruhe, psychisch bedingter Bluthochdruck.
Modalitäten: Besserung durch Wärme und mäßige Bewegung, schlimmer in Ruhe, nachts und durch Kälte.

Belladonna D 12 – D 30

Personotropie: lebhafte Übergewichtige, leicht gereizt, Neigung zu Blutandrang zum Kopf.
Funktiotropie: akute Nerven-, Kopfschmerzen, Koliken, Erbrechen.
Modalitäten: Verschlechterung nachts und durch Sonnenlicht.

Calcium carbonicum D 30 – D 200

Personotropie: aufgedunsene, träge, passive und ängstliche Pessimisten, oft in der seelisch-geistigen Entwicklung zurückgeblieben.
Funktiotropie: Verstopfung und starkes Schwitzen.
Modalitäten: Verschlimmerung durch Anstrengungen und feuchte Kälte, Besserung durch Wärme und mäßige Bewegung.

Calcium phosphoricum D 12 – D 200

Personotropie: magere, schwächliche, nervöse Menschen, unruhig und ängstlich-verzagt.
Funktiotropie: Herzschmerzen und Atemnot durch Aufregungen.
Modalitäten: Verschlimmerung oft bei Neumond und Gewittern, durch Kälte und Nässe, Drang nach sauren und pikanten Nahrungsmitteln.

Cannabis D 6 – D 12

Personotropie: Überreizung des Nervensystems mit körperlicher Unruhe und Halluzinationen.
Funktiotropie: Störungen im Bereich der Harn- und Geschlechtsorgane, seelische Störungen durch Überfunktion der Schilddrüse.
Keine Modalitäten.

Chamomilla D 12 – D 200

Personotropie: launische, leicht gereizte und verärgerte, überempfindliche Persönlichkeiten, schlechter, unruhiger Schlaf.
Funktiotropie: Koliken im Leib, vor allem durch Ärger und Widerspruch anderer.
Modalitäten: Besserung in Gesellschaft anderer.

Coffea D 4 – D 6 (manchmal bis D 200)

Personotropie: Nervosität, Schlafstörungen, lebhaft, leicht aufgeregt, kann nicht abschalten und entspannen.
Funktiotropie: Herzklopfen bei Anstrengungen.
Modalitäten: oft Zustand nach Kaffee-, Alkohol- und Nikotinmißbrauch.

Graphites D 12 – D 200

Personotropie: depressive, überempfindliche, körperlich und seelisch-geistig träge Phlegmatiker, oft unkonzentriert.
Funktiotropie: Verdauungsschwäche, Verstopfung, trockene Haut, Kälteempfindlichkeit.
Modalitäten: Besserung durch Wärme, Verschlechterung durch Kälte.

Hyoscyamus D 12 – D 30

Personotropie: ausgeprägte Ruhelosigkeit und Enthemmung (auch sexuell), Aggressivität, Eifersucht, Halluzinationen und Delirien.
Funktiotropie: Neigung zu Koliken und Erregungszuständen des Nervensystems.
Modalitäten: plötzlich auftretende, nachts schlimmere Symptome, durch Wärme besser.

Ignatia D 12 – D 200

Personotropie: überempfindliche, launische, leicht erregbare, depressive Menschen mit Neigung zu Wutausbrüchen und Krämpfen, oft chronischer Kummer bei unerwiderten Gefühlen.
Funktiotropie: Koliken durch nervöse Erregung, Migräne, Appetitmangel, Magen-, Zwölffingerdarmgeschwüre.
Modalitäten: Besserung durch Wärme und mäßige Bewegung, Verschlimmerung morgens, durch Aufregungen und Genußmittel.

Kalium carbonicum D 30 – D 200

Personotropie: Ängstlichkeit, Gereiztheit, fehlendes Selbstvertrauen, Angst vor der Zukunft, kann nicht allein sein.
Funktiotropie: Energie- und Vitalitätsmangel, Antriebsschwäche, Neigung zum nervösen Schwitzen.

Modalitäten: Besserung durch Wärme, Verschlechterung durch Kälte, vor allem am frühen Morgen.

Lachesis D 12 – D 200

Personotropie: Erregungszustände mit Aggressivität, Mißtrauen, Rachegedanken, Haß, Eifersucht, oft sexuelle Frustrationen.
Funktiotropie: Beschwerden vorwiegend in der linken Körperhälfte, überempfindlich gegen Berührungen.
Modalitäten: Verschlechterung durch Hitze, Schlaf und vor der Monatsblutung.

Lycopodium D 12 – D 200

Personotropie: hagere, leicht gereizte und aufbrausende, temperamentvolle Menschen, die frühzeitig gealtert wirken; oft bestehen Zwangsneurosen.
Funktiotropie: Leber-Gallenblasen-Leiden, Blähungen, anfallsweiser Heißhunger, Impotenz.
Modalitäten: Besserung durch Kälte und Bewegung, Verschlimmerung durch Wärme und Schlaf.

Magnesium carbonicum D 6 – D 12

Personotropie: Fehlregulationen des vegetativen Nervensystems mit Vorherrschen des Vagusnerven, sehr nervös und leicht gereizt, nervöse Erschöpfungszustände.
Funktiotropie: chronische Verstopfung, Magenschleimhautentzündung, Nervenschmerzen, Koliken.
Modalitäten: Bedürfnis nach sauren und pikanten Nahrungsmitteln und viel Wärme, Verschlechterung durch Milch und Fleisch.

Naja tripudians D 12 – D 30

Personotropie: Depressionen mit ausgeprägter Unruhe und Angstzuständen, nervöse Erschöpfungszustände.
Funktiotropie: Herz-Kreislauf-Beschwerden, vor allem Herzjagen, Angina pectoris und Kollapsneigung.
Modalitäten: Besserung durch Liegen auf der rechten Körperseite und mäßige Bewegung, Verschlimmerung durch Liegen auf der linken Seite, Schlaf und Anregungsmittel (wie Kaffee).

Natrium chloratum D 30 – D 200

Personotropie: Symptome durch dauernden „nagenden" Kummer, Depressionen, Vereinsamung und Eifersucht.

Funktiotropie: hormonell-vegetative Fehlregulationen, Schwäche, Blutarmut, Verstopfung, ausbleibende Monatsblutung, hormonelle Veränderungen in Pubertät und Wechseljahren.

Modalitäten: Verschlimmerung durch Kälte und Sonne; Schwächezustände durch körperliche oder geistige Leistungen, oft gegen 11 Uhr auftretend.

Nux moschata D 6 – D 30

Personotropie: Erregtheit, schwankende Stimmungen, Neigung zum Weinen, zwiespältige Persönlichkeit, hysterische Reaktionen, Schläfrigkeit, Gedächtnisstörungen.

Funktiotropie: Mund, Nase und Hals sehr trocken, Blähungen, rheumaartige Schmerzen, trocken-kalte Haut.

Modalitäten: Besserung durch Wärme und Trockenheit, schlimmer durch Kälte und Feuchtigkeit.

Nux vomica D 12 – D 200

Personotropie: Überregbarkeit des Nervensystems, oft im Zusammenhang mit chronischer Überforderung und / oder Mißbrauch von Genußmitteln; sehr gereizt, überempfindlich, Aggressivität, Neigung zu Durchschlafstörungen (Erwachen oft gegen 3 Uhr), Suizidgefährdung.

Funktiotropie: spastische Verstopfung, chronische Magenbeschwerden durch Übersäuerung, Hämorrhoiden, Krampfneigung, Verspannung der Rückenmuskeln, Widerwillen gegen Genußmittel.

Modalitäten: Besserung abends und durch Ruhe, Verschlimmerung morgens, durch Anstrengungen und Essen.

Phosphorus D 12 – D 30

Personotropie: nervenschwache, überempfindliche, rasch erschöpfte und reizbare, sehr nervöse und unruhige Menschen, oft ängstlich, depressiv, insgesamt wenig belastbar.

Funktiotropie: Schwächezustände, auffällige Neigung zu Blutungen und Durchfällen, Leeregefühl im Bauch, Atemnot, Bedürfnis nach kalten Speisen und Getränken.

Modalitäten: Verschlimmerung nachts, durch Anstrengung und bei Gewittern.

Platinum D 12 - D 30

Personotropie: ängstlich-gereizt, weinerlich, launisch, übererregt und überheblich, dabei aber sehr unsicher; oft sexuelle Probleme.
Funktiotropie: anfallsweise Krämpfe, Verstopfung trotz Stuhldrang, verstärkte Monatsblutung, übersteigerte sexuelle Bedürfnisse.
Modalitäten: Besserung durch mäßige Bewegung, Verschlimmerung in Ruhe, vor allem abends.

Pulsatilla D 6 - D 30 (teils D 200)

Personotropie: vor allem für blonde, überempfindliche, weinerliche und launische Frauen, die zu Eifersucht und Depressionen neigen.
Funktiotropie: Menstruationsstörungen, Depressionen vor der Monatsblutung, Neigung zu Durchfällen, Widerwillen gegen Fett, Durchblutungsstörungen.
Modalitäten: Besserung durch mäßige Bewegung und frische Luft, Verschlechterung durch Ruhe und Wärme.

Stannum D 30 - D 200

Personotropie: Depressionen mit Angstzuständen bei mutlosem, verschlossenem Wesen, chronischer Überforderung und Menschenscheu.
Funktiotropie: Schwäche bei geringster Anstrengung, nächtliche Schweißausbrüche, Husten, Koliken, Überempfindlichkeit gegen Gerüche.
Modalitäten: Besserung durch Bewegung, Verschlechterung durch Liegen auf der rechten Seite, warme Getränke und beim Sprechen.

Staphisagria D 12 - D 200

Personotropie: leicht aufbrausende, jähzornige, überempfindliche Menschen, oft mit sexuellen Problemen.
Funktiotropie: vegetative Überreiztheit, Blähungen, Koliken, Gedächtnisstörungen, sexuelle Phantasien.
Modalitäten: Besserung durch Ruhe und Wärme, schlimmer durch Ärger, sexuelle Frustrationen, Nikotin.

Stramonium D 30 – D 200

Personotropie: leicht erregbare, überaktive Verstandesmenschen mit abnormem Bewegungsdrang, oft Neigung zum Fanatismus.
Funktiotropie: Hirnfunktionsstörungen mit halluzinatorischen Sinnestäuschungen und Delirien, nervöse asthmaartige Atemnot, unruhiger Schlaf, Sprachstörungen.
Modalitäten: nächtliche Verschlimmerung; oft angezeigt zur Entwöhnung von chemischen Psychopharmaka.

Tarantula D 12 – D 30

Personotropie: schizoide Persönlichkeit, rascher Wechsel zwischen extremen Stimmungen, Erregungszustände, Aggressivität, Furcht vor vermeintlicher Bedrohung, Hemmungslosigkeit (auch sexuell).
Funktiotropie: abnormer Bewegungsdrang, Störungen der vegetativen Gefäßregulation mit Kollapsneigung, Übererregtheit der Sinnesorgane.
Modalitäten: Besserung durch Bewegung und Schlaf, Verschlechterung durch Ruhe und Nikotin.

Valeriana D 4 – D 30

Personotropie: Unruhe, Nervosität, Erregtheit, Nervenschwäche, Erschöpfungszustände, Angstzustände mit depressiv-verzweifelter Stimmung.
Funktiotropie: Neigung zu Krampf- und Schmerzanfällen bei Erregung, vegetative Durchblutungsstörungen mit Blutwallungen und Beklemmungszuständen in Leib und Brust.
Modalitäten: vor allem zur symptomatischen Therapie bei Nervosität und Schlafstörungen in tiefen Potenzen.

Veratrum album D 30 – D 200

Personotropie: Unruhe, Erregungszustände, leicht verärgert bis zum jähzornigen Aufbrausen, Aggressivität, teilweise manische Zustände.
Funktiotropie: kalter Schweiß, viel Durst, Mund-Rachen-Trockenheit, Kollapsneigung; bei Frauen oft Menstruationsstörungen.
Modalitäten: oft angezeigt in der Pubertät und nach der Entbindung; besser durch Ruhe und Wärme, schlimmer durch Kälte und Bewegung.

Register

Register

C

Cactus 78
Cadmium phosphoricum 79
Calcium carbonicum 83, 92, 95, 119, 123, 131
Calcium phosphoricum 88, 118, 131
Cannabis 94, 111, 131
Carbo animalis 88
Carduus marianus 121
CCK 16
Cedron 127
Chamomilla 88, 93, 97, 121, 131
Charakterneurose 101
Chelidonium 121
China 79, 80, 114, 123
Chloralhydrat 23
Chlorpromazin 26
Cicuta virosa 91
Cimicifuga 78, 127
Coffea 57, 63, 94, 97, 118, 132
Conium 115
Crocus sativus 93
Cullen, William 100
Cuprum 114, 115

D

D-Potenzen 37 f.
Damiana 125
Darmschleimhautentzündung 120
DBI 16
Depression, agitierte 69, 77
Depression, endogene 70 f., 77
Depression, exogene 71 f.
Depression, hormonell bedingte 73, 78
Depression, larvierte 72
Depression, pharmakogene 75
Depressionen 24 f., 50, 66 ff.
Depressionen bei Krankheiten 74, 79
Depressionsbehandlung, allgemeine 76
depressive Neurose 101
depressive Phase 107 f.
depressive Verstimmungen 24
depressiver Wahn 75
Descartes, René 13
Desensibilisierung 84
Desipramin 25
Diphenhydramin 24
Durchfall 124
Durchschlafstörungen 61

E

Eifersucht, krankhafte 98 f.
Eifersuchtsreaktionen, abnorme 88
Einschlafen, behindertes 61
Ekzeme 124
endogene Depression 70 f., 77
endogene Psychosen 107 ff.
Endorphine 16
Energielosigkeit 68
Entspannungsübungen
    vor dem Einschlafen 65
Erlebnisfeld, krankhaft verändertes 106
Ernährung, vollwertige 59
Erstverschlimmerung 46 f.
Euphorie 93 f.
exogene Depression 71 f.
exogene Psychosen 112 ff.

F

Fanatismus 97 f.
Fehlentwicklungen der Persönlichkeit 89 ff.
Ferrum phosphoricum 57
Fremdneurose 102
Freud, Sigmund 12
Frigidität 124, 125
Funktionspsychosen,
    reversible symptomatische 113
Furcht 80

G

Gabe, homöopathische 43
Gallenblasenleiden 120
Gefühlskälte 90 f.
Gefühlsschicht 11
Gefühlsstörungen 110
Geisteskrankheiten 105
Gelsemium 63, 76, 84, 114
Geltungsbedürfnis, übersteigertes 96 f.
Geltungssucht 94, 97
Gereiztheit 55
Graphites 121, 132

H

Hahnemann, Samuel 34, 35
Halluzinationen 110
Halluzinogene 28
Haschisch 28
Hautleiden, psychosomatische 122

Gesamtprogramm

Herzinfarkt – *Wende zum gesünderen Leben,*
von Gerhard Leibold
2. Aufl., 111 Seiten, 4 Zeichn., kart.,
ISBN 3-926955-01-5
DM 19,80 ÖS 145,– SFr 19,–

Heilpflanzen – *Die wichtigsten Arten und ihre Anwendung,*
von Apotheker Mannfried Pahlow
4. Aufl., 117 Seiten, 43 Zeichn., kart.,
ISBN 3-926955-03-1
DM 18,80 ÖS 137,– SFr 18,–

Arzneigewürze – *Schmackhafte Hilfen für Ihre Gesundheit,*
von Dr. Uli Mautner und Bernd Küllenberg
3. Aufl., 128 Seiten, 50 Zeichn., kart.,
ISBN 3-926955-14-7
DM 19,80 ÖS 145,– SFr 19,–

Klassische Homöopathie – *Heilen nach einem bewährten Naturgesetz,*
von Josef Rau
4. Aufl., 102 Seiten, 1 Foto, kart.,
ISBN 3-926955-19-8
DM 18,80 ÖS 137,– SFr 18,–

Niedriger Blutdruck – *Hilfe durch bewährte Naturheilverfahren,*
von Gerhard Leibold
4. Aufl., 110 Seiten, 5 Zeichn., kart.,
ISBN 3-926955-21-X
DM 18,80 ÖS 137,– SFr 18,–

Innere Harmonie als heilende Lebenskraft – *Mit Übungen zum besseren Sehen,*
von Christopher Markert
168 Seiten, 20 Abb., 5 Übungskarten, kart.,
ISBN 3-926955-22-8
DM 19,80 ÖS 145,– SFr 19,–

Tai Chi für Anfänger – *Illustrierte Einführung in die chinesische Bewegungsmeditation,*
von Thomas Methfessel
6. Aufl., 144 Seiten, 170 Fotos, 10 Zeichn., kart., ISBN 3-926955-23-6
DM 24,80 ÖS 181,– SFr 23,–

Knochenentkalkung muß kein Schicksal sein – *Ursachen, Vorbeugung und Behandlung der Osteoporose,*
von Gerhard Leibold
5. Aufl., 105 Seiten, 14 Zeichn., kart.,
ISBN 3-926955-26-0
DM 18,80 ÖS 137,– SFr 18,–

Ganzheitliche Erste Hilfe – *Das praktische Hausbuch für alltägliche Erkrankungen,*
von Dr. med. Michael Nightingale
237 Seiten, 86 Zeichnungen, kart.,
ISBN 3-926955-27-9
DM 29,80 ÖS 218,– SFr 27,50

Altchinesische Heilungswege – *Das Handbuch der fernöstlichen Naturheilkunde,*
von Kai Uwe Frank
5. Aufl., 222 Seiten, 66 Abb., kart.,
ISBN 3-926955-29-5
DM 24,80 ÖS 181,– SFr 23,–

Mehr leisten ohne Tabletten – *Das 10-Wochen-Fitneßprogramm,*
von Gerhard Leibold
160 Seiten, 10 Zeichn., kart.,
ISBN 3-926955-31-7
DM 18,80 ÖS 137,– SFr 18,–

Spurenelemente – *So helfen sie Ihrer Gesundheit,*
von Dr. med. Andrew Stanway
78 Seiten, kart.,
ISBN 3-926955-33-3
DM 16,80 ÖS 123,– SFr 16,–

Diabetes naturheilkundlich behandeln – *Alternativen zur Insulintherapie,*
von Jutta Plath
2. Aufl., 131 Seiten, 27 Abb., kart.,
ISBN 3-926955-34-1
DM 19,80 ÖS 145,– SFr 19,–

Mit 40 schon an 60 denken – *Fit und gesund bis ins hohe Alter,*
von Gerhard Leibold
149 Seiten, kart.,
ISBN 3-926955-36-8
DM 19,80 ÖS 145,– SFr 19,–

Das heilende Fasten – *So stärken Sie Ihr Wohlbefinden,*
von Dr. med. Otto Buchinger und Dr. med. Andreas Buchinger
10. Aufl., 130 Seiten, kart.,
ISBN 3-926955-37-6
DM 19,80 ÖS 145,– SFr 19,–

Das Anti-Rheuma-Buch – *Vorbeugen, bessern, heilen* – *Empfohlen vom Rheuma-Hilfswerk Deutschland e.V.,*
von Ulrike Gabs
96 Seiten, 60 meist vierfarbige Abb., kart.,
ISBN 3-926955-38-4
DM 19,80 ÖS 145,– SFr 19,–

Rückenschmerzen lindern – *Vorbeugen und behandeln mit Naturheilkunde,*
von Paul Mohr
4. Aufl., 161 Seiten, 43 Abb., kart.,
ISBN 3-926955-39-2
DM 19,80 ÖS 145,– SFr 19,–

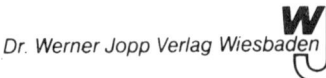
Dr. Werner Jopp Verlag Wiesbaden

Kinderkrankheiten – *Homöopathische Hilfen und Hausmittel,*
von Anne Millich
5. Aufl., 137 Seiten, Zeichn., kart., zweifarbig
ISBN 3-926955-68-6
DM 19,80 ÖS 145,– SFr 19,–

Tinnitus lindern durch Laserlicht – *Die neue Kombinationstherapie bei Ohrgeräuschen, Hörsturz und Gleichgewichtsstörungen,*
von Dr. med. Lutz Wilden und Michaela Fritsch
3., verb. Aufl., 120 Seiten, Abbildungen, kart.,
ISBN 3-926955-70-8
DM 19,80 ÖS 145,– SFr 19,–

Vorsicht Lebensmittel! – *Praktische Hilfen für Ihr Kaufverhalten – Übersicht: Gesund und umweltfreundlich einkaufen,*
von Gerhard Leibold
154 Seiten, kart.,
ISBN 3-926955-71-6
DM 19,80 ÖS 145,– SFr 19,–

Kinderseelen wollen lachen – *Geschichten zur Meisterung des Lebens,*
von Anne Millich
97 Seiten, Zeichnungen, kart.,
ISBN 3-926955-72-4
DM 18,80 ÖS 137,– SFr 18,–

Purinarm leben – *Praktischer Ernährungsratgeber bei Gicht – Mit über 100 Rezepten,*
von Nora Kircher
2. Aufl., 115 Seiten, Zeichnungen, kart.,
ISBN 3-926955-73-2
DM 18,80 ÖS 137,– SFr 18,–

Bioresonanztherapie – *Mit körper- und substanzeigenen Schwingungen heilen,*
von Reinhold D. Will
8. Aufl., 146 Seiten, 5 Zeich., kart., zweifarb.
ISBN 3-926955-74-0
DM 19,80 ÖS 145,– SFr 19,–

Hunde naturheilkundlich behandeln – *Krankheitsvorsorge und Erste-Hilfe-Maßnahmen,*
von Sonja Jäger
172 Seiten, 5 Zeichn., kart.,
ISBN 3-926955-75-9
DM 24,80 ÖS 181,– SFr 23,–

Leber- und Gallenleiden – *Ursachen, Symptome, erfolgreiche Naturheilverfahren,*
von Gerhard Leibold
129 Seiten, Zeichn., kart.,
ISBN 3- 926955-76-7
DM 19,80 ÖS 145,– SFr 19,–

Nahrungsmittelallergien – *Ursachen, naturheilkundliche Behandlung, Ernährungsumstellung – Mit 80 Rezepten,*
von Manfred A. Ullrich
179 Seiten, kart.,
ISBN 3-926955-77-5
DM 19,80 ÖS 145,– SFr 19,–

Heilen mit Wasser – *Güsse, Bäder, Wickel, Packungen, Wärme und Kälte,*
von Michael Anderson
mit einem Nachwort von Prof. Dr. med. Klaus Miehlke
3., erweiterte Aufl., 174 Seiten, 64 Abb., kart.
ISBN 3-926955-78-3
DM 19,80 ÖS 145,– SFr 19,–

Gesund durch Teebaumöl – *Geschichte, Herstellung, praktische Anwendung, Erfahrungsberichte,*
von Alfred Binder
3. Aufl., 103 Seiten, Abb., kart., zweifarbig,
ISBN 3-926955-79-1
DM 19,80 ÖS 145,– SFr 19,–

Softlasertherapie – *Schmerzen sanft und schnell lindern,*
von Karl-Heinz Hanusch
125 Seiten, 32 Zeichnungen, kart.,
ISBN 3-926955-80-5
DM 19,80 ÖS 145,– SFr 19,–

Lexikon der Naturmedizin – *Naturheilverfahren, Krankheiten, Selbsthilfe,*
von Gerhard Leibold
194 Seiten, Zeichnungen, kart.,
ISBN 3-926955-81-3
DM 24,80 ÖS 181,– SFr 23,–

Pilzerkrankungen – *Ursachen, Symptome, erfolgreiche Naturheilverfahren,*
von Paul Mohr
2. Auflage, 105 Seiten, kart.,
ISBN 3-926955-82-1
DM 18,80 ÖS 137,– SFr 18,–

Bioenergie-Therapie – *Ein ganzheitliches Diagnose- und Behandlungskonzept,*
von Martin Keymer, Dr. med. dent. Norbert O. Schmedtmann, Reinhold D. Will
5. Auflage, 167 Seiten, 11 Zeichnungen, kart.,
ISBN 3-926955-83-X
DM 19,80 OS 145,– SFr 19,–

Vitamine – *Was, wieviel, wofür?*
von Kerstin Michalek und Martin Schambeck
104 Seiten, Tabellen, kart.,
ISBN 3-926955-84-8
DM 18,80 ÖS 137,– SFr 18,–

Farbtherapien – *Die Selbstheilungskräfte aktivieren – natürlich und ohne Nebenwirkungen*
von Paul Mohr

156 Seiten, Abb., kart.,
ISBN 3-926955-85-6
DM 24,80   ÖS 181,–   SFr. 23,–

Kopfschmerzen und Migräne – *natürlich lindern, ganzheitlich heilen,*
von Gerhard Leibold
133 Seiten, 4 Zeichn., kart., zweifarbig,
ISBN 3-926955-86-4
DM 19,80   ÖS 145,–   Sfr. 19,–

Colon-Hydro-Therapie – *Chronische Krankheiten durch Darmsanierung heilen,*
von Manfred A. Ullrich
5., erweiterte Aufl., 128 Seiten, Zeichn., kart.,
ISBN 3-926955-88-0
DM 19,80   ÖS 145,–   SFr 19,–

Antioxidanzien gegen freie Radikale – *Gesünder leben mit den Vitaminen C, E un d Betakarotin,*
von Stefan R. Voges
165 Seiten, Zeichn., kart., zweifarbig,
ISBN 3-926955-89-9
DM 24,80   ÖS 181,–   SFr. 23,–

Altindische Heilungswege – *Praktische Anwendung des Ayurveda,*
von Matthias Schramm
175 Seiten, Abb., kart., zweifarbig,
ISBN 3-926955-90-2
DM 24,80   ÖS 181,–   SFr. 23,–

Milchallergie und Laktoseintoleranz – *Praktischer Ernährungs-Ratgeber mit Einkaufshifen und über 140 Rezepten,*
von Nora Kircher
2. Aufl., 158 Seiten, 22 Zeichn., kart., zweifarb.
ISBN 3-926955-93-7
DM 24,80   ÖS 181,–   SFr 23,–

Enzymtherapie – *Vorbeugen und heilen mit lebenswichtigen Biokatalysatoren,*
von Gerhard Leibold
131 Seiten, Zeichn., kart., zweifarbig,
ISBN 3-926955-94-5
DM 19,80   ÖS 145,–   SFr 19,–

Arthritis und Arthrose – *Ursachen, Symptome, ganzheitliche Behandlung,*
von Gerhard Leibold
164 Seiten, Abb., kart., zweifarbig
ISBN 3-926955-96-1
DM 19,80   ÖS 145,–   SFr. 19,–

Gesund durch Manukaöl – *Geschichte, Herstellung, praktische Anwendung und Erfahrungsberichte,*
von Alfred Binder und Adelheid Birmelin
103 Seiten, Zeichn., kart., zweifarbig

ISBN 3-926955-97-X
DM 19,80   ÖS 145,–   Sfr 19,–

Katzen naturheilkundlich behandeln – *Krankheitsvorsorge und Erste-Hilfe-Maßnahmen,*
von Sonja Jäger
161 Seiten, Zeichn., kart.,
ISBN 3-926955-99-6
DM 24,80   ÖS 181,–   SFr. 23,–

Magnetfeldtherapie – *Schmerzen lindern – natürlich und ohne Nebenwirkungen,*
von Karl-Heinz Hanusch
10., verbesserte Aufl., 125 Seiten, 7 Fotos, kart., ISBN 3-89698-102-1
DM 24,80   ÖS 181,–   SFr 23,–

Leben ohne Gluten – *Ratgeber für Zöliakie, Sprue und Getreideallergie – Mit über 150 Rezepten,*
von Nora Kircher
178 Seiten, Zeichn., kart., zweifarbig
ISBN 3-89698-103-X
DM 24,80   ÖS 181,–   SFr 23,–

Sauerstofftherapien – *Die gesunde Art, Energie zu tanken,*
von Paul Mohr
4., verb. Aufl., 143 Seiten, 23 Abb., kart.,
ISBN 3-89698-105-6
DM 24,80   ÖS 181,–   SFr 23,–

Risiko Bluthochdruck – *Ursachen, Vorbeugung, erfolgreiche Naturheilverfahren,*
von Gerhard Leibold
5., erweiterte Aufl., 123 Seiten, Abb., kart.,
ISBN 3-89698-106-4
DM 19,80   ÖS 145,–   SFr 19,–

Schuppenflechte – *Ursachen, Symptome, ganzheitliche Behandlung*
von Gerhard Leibold
153 Seiten, Abb., zweifarbig, kart.,
ISBN 3-89698-108-0
DM 24,80   ÖS 181,–   SFr 23,–

Heilen, pflegen, kochen mit Speiseölen – *Geheimnisse der Öle mit über 200 Anwendungen und Rezepten*
von Nora Kircher
ca. 110 Seiten, zweifarbig, kart.,
ISBN 3-89698-109-9
DM 19,80   ÖS 145,–   SFr 19,–

Gesund durch analytische Kinesiologie – *Der Muskeltest als Brücke zu ganzheitlicher Heilung*
von Dr. med. Christa Keding-Pütz
180 Seiten, Zeichnungen, kart.,
ISBN 3-89698-112-9
DM 24,80   ÖS 181,–   SFr 23,–

Dr. Werner Jopp Verlag Wiesbaden